1, rue Jean de Brion
77520 Donnemarie-Dontilly

EAN : 9782849391426

Philippe CHAVANNE

ADDITIFS ALIMENTAIRES

MIEUX LES CONNAÎTRE POUR ÉVITER LEUR TOXICITÉ

ÉDITIONS
MOSAÏQUE-SANTÉ

Note préliminaire au lecteur

Bien que, d'une manière générale, de trop nombreux additifs – édulcorants, conservateurs, colorants, acidifiants, ou encore agents de texture – utilisés par l'industrie alimentaire ont vraiment de quoi faire frémir, il n'est pas question ici de faire peur à la lectrice ou au lecteur.

L'objectif prioritaire de cet ouvrage est de fournir à chaque consommateur une information impartiale, indépendante et fiable relative aux nombreux additifs alimentaires, qu'ils ne présentent pas de danger connu pour la santé, qu'ils en soient suspectés ou qu'ils soient classés dans la catégorie des additifs toxiques. Il s'agit donc de trouver ici une information correcte que, soit dit en passant, les acteurs du secteur se gardent bien de fournir à leurs clients. Et pour cause !

La lecture de cet ouvrage va ensuite permettre à chacune et à chacun de mieux décrypter les étiquettes des produits alimentaires, souvent d'ailleurs, délibérément incompréhensibles pour le public. Et, par voie de conséquence, de permettre à l'ensemble des consommateurs de faire (enfin !) leurs courses en toute connaissance de cause.

Cela étant précisé, il convient encore de souligner le fait que cet ouvrage doit être considéré comme un instantané. Une photographie de la situation prise à un moment précis. L'imagination débridée des industriels de l'alimentation n'ayant aucune limite, la liste des additifs alimentaires – et donc aussi celle des additifs suspects ou franchement toxiques – est toujours susceptible de s'allonger. De même, les législations internationales, européennes et nationales peuvent aussi faire l'objet de changements. Enfin, les études et recherches scientifiques sérieuses et impartiales, menées en toute indépendance par rapport à l'agro-industrie, sont également susceptibles de faire basculer demain ou après-demain tel aditif « simplement » suspect dans la (déjà trop) longue liste des additifs officiellement toxiques.

Complémentairement, cet ouvrage se donne aussi pour but de fournir des pistes alternatives fiables permettant d'effectuer de meilleurs choix alimentaires et donc d'éviter autant que faire se peut la consommation, voire la surconsommation d'additifs alimentaires. Grâce à ces alternatives, chacune et chacun peut ainsi judicieusement modifier son alimentation quotidienne et donc préserver son plus précieux capital : sa santé !

« Plus vous baissez le prix d'un produit, plus vous baissez sa qualité, c'est la règle. Quand la grande distribution dit "je veux les produits les moins chers possibles", si le producteur, si l'industriel veut garder sa compétitivité, il est obligé de produire dans des conditions abominables. Mais quand vous faites deux euros d'économie sur un produit, ça veut dire qu'il coûte en fait en valeur négative huit ou dix euros en problèmes sanitaires, environnementaux, en problème de qualité. Et ce sont les pauvres qui sont condamnés à bouffer de la merde. »

Périco Légasse

(Critique gastronomique et journaliste)

Sommaire

Quelques réflexions en guise d'introduction

Petit retour en arrière.

Oh, pas bien grand : juste quelques petites décennies…

Il y a de cela quelques dizaines d'années à peine, nos parents et nos grands-parents avaient encore l'immense chance – et même le privilège, pourrait-on dire sans risque d'exagérer – de manger et de savourer les « légumes frais du jardin ». Des légumes pleins de nutriments, riches en vitamines et généreux en saveurs. Lorsqu'ils avaient envie d'un fruit, ils le cueillaient directement sur l'arbre ou trouvaient encore dans la plupart des commerces des fruits pas (ou fort peu) traités par les produits phytosanitaires dont on connaît la toxicité mais qui restent utilisés aujourd'hui par la majorité des producteurs. Surtout ceux qui se sont tournés vers la production de masse. La volaille et le bétail que nos aïeux mangeaient n'étaient pas pollués par des surdoses d'antibiotiques, ni élevés avec des farines animales contaminées ou des ingrédients OGM pour le moins controversés. Et leurs charcuteries n'arboraient pas encore les couleurs artificielles des additifs chimiques. Les poissons qu'ils savouraient provenaient de rivières encore vierges de toute pollution et non pas d'élevages surdimensionnés plus réputés pour le scandale sanitaire et écologique qu'ils représentent que pour le niveau qualitatif de leur production. Ils avaient soif ? Qu'à cela ne tienne ! Ils savaient encore apprécier la fraîcheur et la saveur d'un bon verre d'eau et ne se gavaient pas de sodas plus chimiques que rafraîchissants.

Il n'y a encore que quelques dizaines d'années, les repas étaient encore « faits maison ». Le plaisir de la cuisine se vivait alors aussi bien aux fourneaux qu'à la table familiale où chaque repas se transformait en un vrai moment de partage. On prenait le temps de pétrir la pâte pour le pain ou la pâtisserie. De mitonner une bonne sauce. D'éplucher les légumes fraîchement récoltés pour la soupe. De faire longuement mijoter le ragoût. La pièce cuisine ne constituait pas seulement un décor sans âme et sans grande utilité, destinée quasi exclusivement à réchauffer vite fait des préparations « prêtes à mâcher », mais servait réellement à nourrir et à faire plaisir à toute la famille ainsi qu'aux amis de passage. Période heureuse au cours de laquelle la cuisine – la vraie, la généreuse, celle du cœur – était encore synonyme de « bon », de « sain » et de « convivial ».

La situation est malheureusement bien différente aujourd'hui.

Désormais, les produits sains, naturels et frais sont parfois considérés comme une sorte de luxe alors qu'ils devraient être la seule et unique norme valable. Sous le double rouleau compresseur des industriels de l'agroalimentaire et de ceux de la grande distribution, l'alimentation soi-disant « moderne », que l'on qualifie souvent à juste titre de « malbouffe », est devenue une véritable calamité. Sur tous les plans. Elle est standardisée, aseptisée, calibrée, formatée. Elle est complètement dénaturée. Vidée de toute substance nutritive ou vitaminique, elle est bourrée de produits chimiques. Et, en résumé, totalement dépourvue du moindre intérêt nutritionnel et de la moindre qualité gustative. Mais elle n'est malheureusement pas sans danger pour la santé.

Maintenant, le consommateur particulièrement influençable, celui qui s'imagine à tort qu'il n'a « pas le temps » de regarder ce qu'il achète et de cuisiner correctement, celui qui pense de façon erronée que les géants du secteur sont là pour lui faciliter la vie, le nourrir correctement et lui procurer de véritables plaisirs gustatifs à moindre coût, en est arrivé à être (presque) contraint d'avaler des produits qui n'ont plus de gourmands que le nom. Usurpé, qui plus est. Des soupes en sachets, des légumes en boîtes, de la viande sous cellophane, des fruits en barquettes sous film plastique, des confiseries qui prennent les improbables couleurs de l'arc-en-ciel, des boissons qui ne savent même plus ce que le mot « naturel » pourrait bien signifier…

À l'heure actuelle, tous les aliments se doivent d'être préemballés, ensachés dans du plastique, mis en boîtes, en cannettes ou en barquettes en aluminium. Alors que, l'on sait pertinemment que, toxique, l'aluminium présent dans les emballages alimentaires peut migrer vers les aliments, surtout lorsque ces derniers sont chauffés et/ou s'il s'agit d'aliments acides.

Maintenant, les rayonnages de nos grandes surfaces semblent déborder d'une profusion de produits alimentaires. Jamais les industriels n'ont autant évoqué, avec une fierté non dissimulée, cette pseudo-abondance et cette diversité qui, en réalité, ne sont qu'un vulgaire mirage. Car lorsque le consommateur prend le temps de regarder attentivement ces mêmes rayons, il s'aperçoit qu'ils ne font qu'aligner des produits tout à fait similaires, aussi insipides et inintéressants les uns que les autres. La diversité réside aujourd'hui davantage dans le contenant, paré de slogans accrocheurs, de photos qui se veulent alléchantes et de couleurs « *trendy* », que dans le contenu. L'apparence superficielle suggérée par l'emballage prenant malheureusement le pas sur les qualités réelles du produit lui-même.

Les industriels du secteur rivalisent d'inventivité pour que ces aliments qui ont la médiocrité pour point commun soient de moins en moins chers afin de permettre aux consommateurs d'en acheter de plus en plus sans même prendre le temps – surtout sans prendre le temps ! – de réfléchir à la qualité (ou à la toxicité) de ce qu'ils jettent distraitement dans leurs caddies.

Mais il n'y a pas de secret…

Comme ils privilégient des ingrédients de base assez moyens dans le meilleurs des cas, comme ils veulent arriver à des prix de vente « *low cost* » mais aussi (et surtout !) à maximiser leurs plantureux bénéfices et ceux de leurs actionnaires, les géants de l'agroalimentaire sont bien obligés de recourir à des artifices pour vendre toujours plus. « Artifices » comme… « artificiels ».

Pour tenter de donner une texture à peu près présentable et un semblant de saveur à leurs aliments produits trop mal et trop vite, ils doivent ruser. Ils débordent d'ailleurs d'imagination pour ce faire. Et ils ne manquent jamais d'y injecter nombre d'exhausteurs de goûts, d'édulcorants, d'épaississants… afin que les consommateurs aient l'illusion de se mettre quelque chose de vaguement correct sous la dent. Il ne s'agit malheureusement que d'une triste illusion… Mais ce n'est pas tout ! Ils sont aussi contraints d'ajouter une foule de conservateurs parce qu'ils veulent allonger les durées de stockage et de présence en rayons. Et comme les produits qu'ils proposent à leurs clients ne font vraiment pas rêver, ils les bourrent de colorants. Histoire d'ajouter le tape-à-l'œil des produits artificiellement colorés au tape-à-l'œil des emballages pour le moins trompeurs.

Colorants, exhausteurs de goûts, épaississants, conservateurs, émulsifiants, édulcorants... : les additifs alimentaires sont entrés en force dans notre alimentation industrielle « moderne ». Une alimentation qui – sur les plans qualitatifs, nutritionnels et gustatifs – peut légitimement être qualifiée de « malbouffe » !

Trop crédule, trop confiant et trop pressé, le consommateur ne prend malheureusement pas le temps de décrypter la liste – parfois affolante – des ingrédients. Il est vrai qu'elle est souvent écrite en caractères si minuscules qu'il faut presque une loupe pour la déchiffrer. Ce qui n'a rien d'un hasard. De plus, nombre des ingrédients mentionnés se cachent derrière des appellations pompeusement scientifiques qui ne disent rien à l'acheteur lambda ou derrière des codes (les fameux Exxx, à l'échelle européenne) que le client ne maîtrise forcément pas. Ce qui n'a rien d'un hasard non plus.

Largement influencé par un matraquage publicitaire soigneusement organisé et hautement manipulateur, le malheureux consommateur s'imagine que si toute une série d'ingrédients, de composants et d'additifs s'accumulent dans son alimentation, c'est qu'ils ont été préalablement correctement testés, autorisés par des législations rigoureuses et qu'ils ne présentent pas de danger pour la santé. Quelle dangereuse naïveté !

Toujours influencé par la publicité, le consommateur s'imagine aussi que si un aliment industriel a une texture plus ou moins correcte et un goût passable, il est bon pour la santé. Nouvelle erreur ! Car si telle chips, telle confiserie, telle préparation prête à réchauffer, telle barre prétendument énergétique, telle charcuterie, tel soda... procurent éventuellement un fugace et très vague plaisir gourmand (à défaut d'être gourmet), ils passent ensuite dans le système digestif. Dans les cellules. Dans l'organisme. Leurs composants s'y accumulent dangereusement. S'attaquant insidieusement, plus ou moins lentement ou plus ou moins rapidement, au système immunitaire. Ou au système nerveux. Ils provoquent le diabète et l'excès de mauvais cholestérol. Ils créent des troubles digestifs, sont partiellement responsables de l'asthme, causent des insomnies. Ils détruisent les globules rouges et perturbent les menstruations. Ils sont directement responsables de nombre de cancers et d'autres pathologies aussi sérieuses que les maladies d'Alzheimer ou de Parkinson. Ils s'attaquent aussi à la vue. Et à tant d'autres fonctions ou organes pourtant essentiels au bon fonctionnement de l'organisme et à une bonne santé.

Déjà en sa lointaine époque, Hippocrate, père de la médecine moderne, estimait que le traitement de toute maladie devait idéalement passer par une alimentation saine, un usage modéré des médicaments et, en tout dernier recours, par la chirurgie. Avec beaucoup de bon sens, il résumait tous ces sains principes en une seule petite phrase-clé : « *Que ton alimentation soit ta première médecine* ».

C'est tout le contraire qui se passe depuis quelques dizaines d'années. Imposant une alimentation de masse composée de nombreux ingrédients et/ou additifs tour à tour inoffensifs, douteux ou franchement toxiques, les industriels du secteur ont réussi à faire croire au public que la nourriture pouvait être « *low cost* », correcte et saine tout à la fois. Il ne faut pas être dupe : les services et produits proposés à des prix « *discount* » ne présenteront jamais un niveau qualitatif digne de ce nom. C'est totalement impossible. Surtout à l'heure actuelle. Surtout lorsque l'on prend notamment en compte les coûts élevés de certaines matières premières et de production. Mais aussi les marges des innombrables intermédiaires qui émaillent le circuit de la grande distribution, les investissements publicitaires très élevés qui sont en finalité toujours payés par les clients, ainsi que les objectifs de bénéfices qui restent la première priorité du secteur agroalimentaire et de la grande distribution. Il faut donc être très clair : la qualité ne passe jamais par des produits alimentaires « *discount* ». La qualité, la vraie, a un coût. Elle se paie. Une question mérite ici d'être posée. La seule question réellement objective et valable, sans doute : une bonne santé ne mérite-t-elle pas la dépense exigée par une alimentation saine et de qualité ? Il semble raisonnable de dire que, pour tout consommateur avisé attentif à sa santé ou pour tout parent responsable, cela devrait être la priorité numéro un !

Comme un célèbre dicton affirme avec raison que l'on est ce que l'on mange, lorsque l'on se rend compte des excès et des dérives que s'autorisent les industriels de l'agroalimentaire, épaulés en cela par des réglementations particulièrement favorables à leurs intérêts, il devient donc de plus en plus important – vital même, peut-on dire sans exagération – de connaître le plus précisément possible ce que l'on consomme.

Certains consommateurs persistent à croire (et à se faire croire…) qu'il s'agit là d'une démarche sans réel fondement. D'une précaution somme toute inutile. Et, pour faire court, d'une simple perte de temps. Jusqu'au moment, en tout cas, où ils font face à des problèmes de santé plus ou moins graves. Jusqu'au moment où ils commencent à arpenter régulièrement les salles d'attente des médecins. Ou à passer de longues, très longues journées, dans une chambre d'hôpital. Jusqu'au moment où ils doivent entamer et poursuivre un traitement thérapeutique parfois long, lourd et contraignant. Alors, ils changent brusquement et radicalement d'avis. Et, pour paraphraser une célèbre fable de Jean de La Fontaine, ils jurent, mais un peu tard, qu'on ne les y reprendra plus.

Cet ouvrage a pour ambition de vous aider à éviter d'en arriver à de telles extrémités, en vous fournissant l'ensemble des informations les plus actuelles, les plus impartiales, les plus indépendantes et les plus objectives au sujet des innombrables additifs alimentaires – on en dénombre plusieurs centaines ! – qui se sont incrustés souvent à notre insu dans notre alimentation industrielle quotidienne. Bien sûr, tous les additifs alimentaires ne sont pas mauvais pour la santé, heureusement. Mais il est très difficile pour le consommateur de faire la distinction entre l'additif inoffensif, celui qui pose sérieusement question et celui qui est franchement toxique. Ni les industriels du secteur, ni les autorités sanitaires pourtant censées veiller à la sécurité alimentaire ne fournissent une information complète et objective. Chaque consommateur est donc obligé de s'en remettre à d'autres sources qui ont au moins le mérite de l'indépendance par rapport à l'industrie et à ses lobbies. Cette première partie vise aussi à répondre à toute une série de questions pertinentes que le consommateur avisé est légitimement en droit de se poser.

Enfin, ce livre vous fournit quelques pistes permettant d'optimiser vos achats et votre alimentation, de limiter la consommation d'additifs alimentaires et donc de mieux préserver votre bien le plus précieux : une bonne santé.

Comment utiliser ce livre ?

Tout à la fois théorique et pratique, ce livre fournit un aperçu actualisé le plus complet possible des additifs utilisés par l'industrie alimentaire.

Théorique, il vise à répondre de manière indépendante et objective à d'innombrables questions que le consommateur se pose. Doit impérativement se poser. Qu'est-ce qu'un additif alimentaire ? À quoi ça sert ? Tous les additifs alimentaires sont-ils dangereux ou en existe-t-il qui ne présentent pas de risque pour la santé ? Depuis quand les utilise-t-on ? Quelles sont les grandes catégories d'additifs ? Des additifs alimentaires peuvent-ils être utilisés dans les produits alimentaires de qualité biologique ? Et plusieurs autres pertinentes questions encore...

En outre, cette partie fait aussi un zoom sur certains additifs parmi les plus courants, additifs qui posent souvent question et soulèvent une légitime polémique. Le redoutable aspartame en tête, mais pas seulement.

Sur un plan plus pratique, cet ouvrage fournit aussi un très vaste aperçu où sont repris, catégorie par catégorie, les principaux additifs alimentaires actuellement autorisés par les règlementations européennes et françaises. Leur nom, leur référence européenne (Exxx), leur fonction principale, les risques – soupçonnés ou avérés – qu'ils peuvent présenter pour la santé sont passés en revue.

Il donne aussi les clés permettant à chaque consommateur de déchiffrer les emballages des produits qu'il achète. Certes, on peut trouver aberrant et même dramatique d'être contraint de décrypter les listes d'ingrédients des produits alimentaires que l'on achète afin de s'assurer que l'on ne s'empoisonne pas (ou pas trop...), mais les choses étant ce qu'elles sont, les agissements des industriels du secteur et la qualité des produits qu'ils imposent étant aussi ce qu'ils sont, le décryptage attentif des emballages devient une évidente mesure de prudence et une légitime mesure d'autoprotection. Le consommateur ne peut aujourd'hui compter que sur lui-même pour prendre en considération la qualité de son alimentation et la préservation de sa santé.

Enfin, loin de se vouloir alarmiste, ce livre fournit aussi quelques pistes qui permettent d'éviter autant que faire se peut la consommation (et la surconsommation) d'additifs alimentaires qui finissent toujours par s'accumuler dans l'organisme. Des pistes concrètes, réalistes et aisément praticables par chaque consommateur qui refuse de pousser son caddie sans réfléchir au-delà du prix des articles. Sans se poser les questions les plus légitimes sur son alimentation. Une alimentation qui est aussi celle de sa famille et de ses enfants.

En résumé, voilà donc un ouvrage à toujours garder à portée de main. Placé en bonne place sur une étagère dans la cuisine, parmi tous les recueils de recettes.

Une dernière remarque importante : il ne faut jamais perdre de vue que le monde des additifs alimentaires est en perpétuelle évolution. Qu'il change sans cesse. On peut en effet se fier à l'imagination sans borne des industriels du secteur alimentaire pour « maquiller » les produits qu'ils commercialisent et y intégrer régulièrement de nouveaux additifs. Certes, ils affirmeront toujours la main sur le cœur qu'ils ont été testés préalablement (et nous verrons plus loin dans quelles conditions) et qu'ils sont autorisés par les différentes règlementations (dont le laxisme pose sérieusement question), certes aussi, tous les additifs ne représentent heureusement pas un danger pour la santé, mais il n'empêche : si on dénombre aujourd'hui plusieurs centaines d'additifs alimentaires dans l'alimentation industrielle, ce nombre déjà très élevé ne cesse d'augmenter.

Nombreux sont les scientifiques fiables et compétents ainsi que les experts indépendants qui se penchent chaque jour sur les additifs alimentaires, leurs effets et leurs éventuels méfaits. Au fil de leurs recherches impartiales, un additif qui est aujourd'hui simplement (si l'on ose ainsi dire) soupçonné d'une quelconque toxicité peut se retrouver demain dans la (trop longue) liste des toxiques avérés qu'il conviendrait d'interdire en vertu d'un principe de précaution. Principe de précaution qui, une fois de plus, semble être à géométrie variable et d'une spectaculaire élasticité.

Tous ces éléments font que ce livre est à considérer comme une sorte d'instantané et qu'il livre une image la plus précise possible des additifs alimentaires à un moment donné. N'hésitez jamais à le compléter au fur et à mesure de l'évolution de la situation. En fonction des nouveaux résultats effectués par de vrais experts indépendants. Sur base de votre expérience personnelle, aussi. L'alimentation fait partie intégrante de la vie. Faites donc aussi vivre cet ouvrage. Et faites que ce livre devienne **votre** livre.

Histoire et histoires des additifs alimentaires

Il y a déjà plusieurs années que les additifs alimentaires se retrouvent au cœur de nombreux débats sans fin. Et d'autant de polémiques interminables. Nombre de ces additifs suscitent d'innombrables inquiétudes tant chez les scientifiques les plus compétents que chez un nombre sans cesse croissant de consommateurs. Il est vrai que l'obscurantisme dont fait preuve l'industrie concernée en refusant régulièrement d'ouvrir ses portes aux médias ainsi que la partialité notoire de certains « experts » un peu trop proches du monde industriel ne font rien pour apaiser les légitimes craintes du public.

Les additifs font donc partie de l'actualité. Mais ce que l'on sait généralement moins, c'est que tous ne sont pas nouveaux. Certains ont accompagné les humains depuis des temps fort reculés, mais ils étaient naturels.

La conservation des aliments en priorité Numéro Un

De tout temps, l'être humain a été obligé d'assurer la conservation (et donc une forme de protection) de sa nourriture. Une nourriture parfois rare ou difficile à se procurer. La conservation des aliments lui permet alors d'avoir quelque chose à se mettre sous la dent, comme on dit familièrement. Et ce quasiment en toutes circonstances, en cas de disette ou de famine. Lorsque les récoltes sont mauvaises, ou que les chasses sont maigres. Pour faire face aux divers aléas climatiques comme les sécheresses.

Déjà dans l'Antiquité, les humains avaient recours au salpêtre... qui est d'ailleurs encore utilisé aujourd'hui, mais sous forme de produit de synthèse. Il porte désormais le nom de nitrate de potassium (E252).

De la poudre à canon à la conservation alimentaire

Curieuse double histoire que celle du salpêtre. D'une part, il a longtemps servi dans la fabrication de poudre à canon et, d'autre part, c'est aussi l'un des plus anciens conservateurs alimentaires du monde, essentiellement destiné à la conservation des viandes et de leurs dérivés.

C'est dans le courant du Moyen Âge que semble apparaître le nom de salpêtre. Cette matière a l'aspect d'un ensemble de fibres blanches qui ne sont pas sans rappeler de très fins poils. On trouve ce salpêtre dans les grottes calcaires qui hébergent d'importantes colonies de chauves-souris : il se forme en effet au contact des excréments des animaux avec le calcaire. Mais on en trouve aussi dans les caves ou dans les maisons qui souffrent d'humidité.

Cela fait quelques dizaines d'années que l'industrie alimentaire a délaissé le salpêtre naturel pour le remplacer par un produit plus ou moins similaire, mais de synthèse (comprenez : chimique). Divers procédés permettent cette fabrication, mais l'un des plus utilisés donne la priorité à une réaction directe d'acide nitrique concentré avec du chlorure de potassium. On obtient ainsi du nitrate de potassium, figurant sur les emballages sous le code européen E252.

Permettant de conserver certains produits industriels, mais aussi de leur donner une couleur vaguement rosâtre, le nitrate de potassium est notamment utilisé dans certains poissons et fromages, mais surtout dans les préparations de viandes fumées ou salées et dans la majorité des charcuteries industrielles : les jambons, les salamis, les corned-beefs...

Faisant partie de la grande famille des nitrites et nitrates, cet additif alimentaire – qui est aussi utilisé par l'industrie cosmétique et dans plusieurs produits pharmaceutiques tels que des pâtes dentaires – est tout particulièrement à éviter par les personnes allergiques : il peut entraîner de nombreuses réactions, dont des troubles gastro-intestinaux, de l'urticaire, des maux de tête...

Important à signaler : contrairement à ce qui se passe aux États-Unis où le nitrate de potassium est interdit en alimentation certifiée bio, il fait partie des additifs autorisés dans la filière d'alimentation biologique en Europe, alors qu'il est fortement soupçonné d'être toxique.

On sait par exemple qu'à l'époque des pharaons, les Égyptiens utilisaient déjà des colorants et des arômes afin d'accroître l'attrait de certains produits alimentaires. On parle ainsi de caroube permettant d'apporter de la consistance à certains plats. Même objectif du côté des Caraïbes avec des farines de fèves, de pois ou de blé. En cette lointaine époque, les Égyptiens et les habitants des Caraïbes faisaient déjà ce que l'on réalise aujourd'hui en intégrant de la fécule à certaines préparations (dans les sauces, par exemple).

De notre côté de la Méditerranée, les Romains avaient recours au salpêtre et aux épices pour conserver et colorer certains de leurs aliments. Plus tard, dans le courant du Moyen Âge, la table des chevaliers et des nobles se couvrait de mets parfumés et colorés : herbes et épices y contribuaient largement (notamment le safran, qui n'était pas encore classé comme additif colorant, ou le marc de pommes qui, lui non plus, n'entrait pas encore dans la catégorie des additifs texturants).

Le premier conservateur de l'histoire de l'alimentation

Le tout premier additif alimentaire centré sur la conservation des aliments semble cependant être le sel. Et plus spécifiquement le sel de mer utilisé pour la conservation des poissons et des viandes dès la plus Haute Antiquité.

Si, désormais très bon marché, le sel trône en bonne place sur les plans de travail de nos cuisines et sur la plupart de nos tables, il n'en a pas toujours été ainsi.

Sa longue et souvent prestigieuse histoire a débuté quand l'être humain a tenté de s'impliquer dans la production et dans la conservation de son alimentation quotidienne. Il y a de cela très, très longtemps... Bien que cela reste aujourd'hui encore très difficile à prouver de manière irréfutable, certains spécialistes estiment que l'utilisation du sel en tant qu'additif alimentaire remonte au néolithique. C'est probablement vrai, même si c'est d'autant plus difficile à établir que le sel est facilement emporté par l'eau et laisse donc fort peu de traces tangibles.

D'autres choses sont heureusement beaucoup plus avérées. On sait par exemple que des mines de sel étaient déjà exploitées en Azerbaïdjan, dans la région de Duzdagi, il y a 6500 ans de cela. Tout aussi certain est le fait que les Indiens installés au cœur de l'actuelle Louisiane exploitaient des sources salées pour la production de sel bien avant l'arrivée des premiers colons européens. On sait encore que, sous des horizons bien plus lointains, le sel était utilisé en cuisine il y a plus de 4600 ans par les Chinois. Le sel provenait alors essentiellement des lacs salés du Shanxi. Pas très loin de là, en Corée, les cuisiniers du néolithique étaient déjà réputés pour leurs préparations de poissons ou de fruits de mer conservés en saumure.

Revenons dans nos régions : certaines fouilles archéologiques réalisées dans la région de Guérande attestent d'une production de sel dès le second âge de fer (soit approximativement entre - 800 et le début de notre ère). Il fallut cependant attendre l'arrivée des envahisseurs romains et leur maîtrise de certaines techniques pour que la production de sel prenne une véritable importance en Gaule.

Plus au nord, le Danemark maîtrisait dès le Moyen Âge le commerce du sel à travers toute la mer du Nord et la Baltique. Qui dit « sel » implique « conservation ». La conservation et le transport du poisson faisaient alors la fortune de ce petit pays nordique qui deviendra l'un des plus puissants d'Europe à cette période. Son voisin, les Pays-Bas, disposaient dans le même temps des salines de Zélande.

En France, la mécanisation du travail du sel permit à une partie du monde rural de connaître un véritable essor entre 1840 et la Première Guerre mondiale. Le travail fut facilité et la production s'accrut sensiblement. Malgré l'apparition de nouvelles techniques de conservation (dont l'appertisation), les conserves au sel gardaient les faveurs des consommateurs. Avant l'apparition des boîtes de conserve, le sel – qui était entre-temps devenu une denrée meilleur marché qu'auparavant – permettait une alimentation quantitativement suffisante tout au long de l'année et dans quasiment toutes les régions du pays. D'ailleurs, chacune de ces régions a eu alors à cœur de développer ses recettes spécifiques, de terroir : des charcuteries, des cornichons en saumure, des préparations de poissons (hareng et morue, surtout)… sans oublier nombre de fromages. Et sans oublier non plus d'innombrables déclinaisons de ces produits ou préparations de base. Dans l'Hexagone, ce savoir-faire, ces recettes et cette sorte d'esprit gourmand ancré dans la tradition ont perduré, quasiment intacts, jusqu'au début des années 1960.

Et aujourd'hui ?

Le sel est devenu un vulgaire minerai. Un minerai de base pour l'industrie chimique. La majorité du sel produit est donc utilisé par les industriels. La plus grande partie de la production provient de mines et de dômes de sel où l'extraction n'est pas difficile et où les coûts d'exploitation restent donc très raisonnables. Cependant, le sel extrait des mines comme celui des déserts de sel doit être traité pour ne plus contenir que du chlorure de sodium. Ce qui donne naissance à ce que l'on appelle aujourd'hui le « sel raffiné ». Si, jadis, le sel était un produit naturel, le sel « moderne » est comparable aux autres produits alimentaires raffinés (dont le sucre) : il est traité et n'a plus grand-chose à voir avec le produit naturel de base.

Raffiné ou non raffiné ?

Quand on parle de « raffinage », on pense souvent au pétrole. Mais bien d'autres produits sont raffinés. Notamment le sel…

Le sel de table, encore connu sous le nom de sel de cuisine, est surtout composé de chlorure de sodium. Il peut se présenter sous différentes formes : sel fin, gros sel ou fleur de sel. Aujourd'hui, la plus grande partie du sel raffiné est produit au départ de sel gemme extrait de mines. Après avoir été remonté des mines, le sel est raffiné pour l'épurer et faciliter son stockage. L'une des étapes du raffinage est une phase de séchage, à plus de 1000 °C. Problème : à cette température, les substances bénéfiques du sel sont irrémédiablement détruites. La « purification » du sel comporte d'habitude aussi une phase de recristallisation. Au cours de cette phase, une solution de saumure est traitée au moyen de divers produits chimiques qui précipitent les impuretés. Diverses étapes d'évaporation permettent alors de rassembler les cristaux de chlorure de sodium, séchés ensuite au four ou en autoclave. Divers adjuvants, agents antiagglomérants, composés iodés (le sel iodé est autorisé depuis 1952) et composés fluorés (la fluorisation du sel est même encouragée depuis 1985) sont souvent ajoutés au sel. Raffiné, le sel de table est constitué d'au moins 95 % de chlorure de sodium. Il est souvent iodé ou fluoré et contient diverses substances qui empêchent le colmatage des cristaux (ce sont les agents antiagglomérants, tels que le silico-aluminate de sodium) et même du sucre inverti qui empêche la coloration jaune du sel quand il est exposé à la lumière naturelle du soleil. À noter que cette coloration n'entame en rien les propriétés du sel et que l'ajout de sucre inverti poursuit un but exclusivement cosmétique.

Beaucoup plus intéressant, le sel non raffiné est extrait de la terre (sel gemme) ou de la mer (sel marin). Avantage essentiel par rapport au sel raffiné : il est 100 % naturel et n'a pas eu à subir un quelconque processus de transformation chimique. Il contient du chlorure de sodium, bien sûr, mais aussi du magnésium (sous la forme de chlorure de magnésium) et des oligo-éléments bénéfiques pour la santé. Il est habituellement de couleur grisâtre et c'est bon signe : c'est la preuve de la présence de minéraux.

D'une manière générale, il est toujours préférable de privilégier le sel non raffiné au sel raffiné qui a été transformé chimiquement. C'est la garantie de consommer un produit naturel et de bénéficier de sa richesse en minéraux. Attention : sa consommation doit rester très raisonnable : raffiné ou pas, c'est toujours du sel !

Des périodes précédentes, il est resté chez de nombreux consommateurs l'habitude – la mauvaise habitude – de manger très salé. Et même beaucoup trop salé. Bon marché, facile d'utilisation, modifiant à faible coût le goût d'aliments qui n'ont pas nécessairement beaucoup de saveur par eux-mêmes, le sel est souvent utilisé en trop grandes quantités aux fourneaux comme à table. Problème majeur : son excès induit divers problèmes de santé comme l'hypertension, les troubles cardiovasculaires, ou encore la rétention d'eau dans les tissus (œdèmes).

Du sel en excès

Autrefois utilisé pour la conservation des aliments, utilisé aujourd'hui comme exhausteur de goût, le sel est partout. Même dans des produits alimentaires industriels où l'on ne soupçonne pas nécessairement sa présence.

Les industriels qui le glissent dans leurs produits alimentaires sont grandement responsables de la surconsommation de sel. Et cela même si certaines mauvaises habitudes individuelles de consommation jouent aussi un rôle non négligeable. L'Organisation mondiale de la Santé (OMS) préconise une consommation journalière qui ne doit pas dépasser 5 grammes. Or, en France, la consommation moyenne quotidienne tourne aux alentours de 9 grammes. Soit près du double de ce qui est recommandé par l'OMS.

Certes, cette surconsommation trouve partiellement son origine dans les habitudes ménagères (aussi bien en cuisine qu'à table), mais elle est principalement causée par l'ajout quasi systématique de sel dans une multitude de produits ou ingrédients alimentaires préparés à l'échelle industrielle. En jouant le rôle d'exhausteur de goût, le sel ainsi utilisé pallie, au moins partiellement, le cruel manque de saveurs des produits industriels.

Il y a plus ! Ainsi, le sel nitrité (c'est-à-dire du sel additionné de nitrite de sodium) utilisé dans les charcuteries et salaisons industrielles commercialisées en France notamment, en remplacement du sel additionné de salpêtre, est vivement contesté pour des raisons médicales. Ce sel nitrité est fortement soupçonné (et c'est un euphémisme !) de jouer un rôle dans la méthémoglobinémie (causée par la capacité réduite du sang à transporter l'oxygène – pourtant vital – dans l'organisme. Elle se traduit entre autres par une couleur gris ardoisé de toute la peau) et dans le développement du cancer du côlon.

D'autres additifs conservateurs 100 % naturels

Si le sel a donc de tout temps été un additif très prisé et l'un des meilleurs conservateurs naturels, il n'a cependant pas été le seul. L'être humain n'a pas attendu les industriels et leurs substances chimiques pour assurer la conservation optimale de ses aliments.

Parmi les autres principaux conservateurs naturels – et donc additifs naturels –, il faut bien sûr mentionner le vinaigre, l'huile, l'alcool ou le sucre qui, correctement utilisés et à des doses raisonnables, ne posent guère de véritable problème de santé. Jadis, ils permettaient aux humains d'assurer leur subsistance lors des périodes difficiles (hivers, famines…) ou quand ils entreprenaient des voyages au long cours (navigateurs ou explorateurs). Aujourd'hui, ils contribuent toujours à la qualité sans égale des conserves « faites maison ».

À condition qu'il titre au moins 5°, le vinaigre (ou « vin aigre ») permet une excellente conservation des aliments. Notamment des carottes, des cornichons, des betteraves, des choux-fleurs, des haricots verts, des oranges, des pêches, des melons, des poivrons, des prunes, des radis ou des tomates. Avantage supplémentaire : le vinaigre est un excellent antiseptique grâce à l'acide acétique qu'il contient. Les microbes ne peuvent donc pas se développer dans les aliments conservés au vinaigre.

L'huile d'olive particulièrement typée, ainsi que d'autres huiles plus neutres telles que celles d'arachide, de colza ou de tournesol, peuvent aussi jouer le rôle d'additifs alimentaires naturels et d'agents de conservation. La conservation à l'huile est recommandée pour les herbes aromatiques, les asperges, les aubergines, les courgettes, les dattes, les fèves, les choux de Bruxelles, les choux-fleurs, les oignons, les pois chiches, les salsifis, les tomates et bien d'autres encore.

Grâce à ses propriétés antiseptiques, l'alcool à 40° est un excellent conservateur, surtout pour les fruits (choisis de préférence pas trop mûrs) qui peuvent ainsi être conservés très longtemps. Aujourd'hui, l'alcool le plus utilisé est l'eau-de-vie blanche pour fruits, mais d'autres alcools tels que le vin, le marc, le cognac, le rhum ou le calvados peuvent aussi convenir en fonction des recettes. À retenir : plus l'alcool est fort, plus il aura tendance à durcir les fruits. D'où l'obligation d'effectuer un apport de sucre afin d'atténuer les effets de l'alcool et de renforcer l'arôme naturel des fruits. À noter que les conservations à l'alcool impliquent souvent un temps de macération assez long pouvant aller jusqu'à trois mois.

Enfin, la conservation au sucre – autre additif naturel – ne peut se faire qu'à chaud. Par évaporation, l'aliment doit perdre une grande partie de l'eau qu'il contient. Par l'ébullition et le sucre, on obtient des préparations d'aspects différents comme les sirops, les confitures ou les gelées, les pâtes de fruits ou encore les fruits confits. Le sucre est majoritairement composé de saccharose : une molécule organique composée de carbone, d'hydrogène et d'oxygène. On en trouve dans la canne à sucre ainsi que dans la betterave sucrière.

L'arrivée des additifs alimentaires « modernes »...

Fi de tous ces additifs naturels qui, pendant des décennies, des siècles ou même des millénaires, ont fait la double preuve de leur efficacité et de leur innocuité. Désormais, dans sa grande majorité, l'additif doit être chimique ou ne pas être !

Cela fait un peu plus d'un demi-siècle que les avancées de l'industrie chimique combinées à celles de l'ensemble des technologies ont permis de mettre au point de nouvelles substances qui sont désormais intégrées en masse à notre alimentation quotidienne. On parle bien entendu ici des innombrables additifs alimentaires, mais pas seulement. On pourrait aussi évoquer, entre autres, l'utilisation de plus en plus fréquente mais toujours fort obscure des nanoparticules : une technologie très récente qui est aujourd'hui massivement utilisée par différents secteurs industriels. Et cela bien que les nanoparticules soient encore loin d'avoir été correctement et impartialement évaluées.

... Et des additifs nanoparticules soigneusement camouflés

Bien qu'elles soulèvent de très nombreuses questions quant à leur innocuité qui reste à prouver de manière irréfutable, les nanoparticules sont donc, désormais, largement utilisées par différents secteurs industriels.

Notamment par l'industrie alimentaire qui, comme il fallait s'y attendre, refuse habituellement de communiquer sur le sujet. Tant pis pour la transparence et l'information du consommateur !

Dans le non-alimentaire, on trouve des nanomatériaux dans des dentifrices, des crèmes solaires, des ciments utilisés en construction, des textiles, des équipements sportifs, des matelas, des téléphones mobiles, des ustensiles de cuisine tels que des planches à découper notamment, des produits d'entretien, des chaussettes, des revêtements de sol et des tapis... Rien, ou presque, ne leur échappe.

Mais revenons-en à notre sujet principal : le domaine alimentaire et l'utilisation des additifs.

Dans une étude publiée au mois de septembre 2017, l'association française « 60 millions de consommateurs » s'est penchée sur le problème posé par la présence d'additifs nanoparticules soigneusement dissimulés dans notre alimentation.

Par « nanoparticules », on entend des minuscules particules dont la longueur ou le diamètre restent inférieurs à 100 nanomètres. Soit, pour donner un ordre d'idées, 50 000 fois plus petites qu'un cheveu.

Dans le cadre de son étude, « 60 millions de consommateurs » s'est principalement intéressé au dioxyde de titane (ou bioxyde de titane, connu sous le code européen E171, qui s'avère potentiellement cancérigène). Celui-ci, partiellement composé de nanoparticules, est apprécié par le secteur agroalimentaire pour ses propriétés de blanchiment. Il sert, entre autres, à certains glaçages et à l'enrobage de confiseries. Et donc à ces petites « douceurs » appréciées autant par les adultes que par les enfants.

L'association a testé près d'une vingtaine de produits alimentaires. Constat effrayant : tous contenaient des nanoparticules en proportions variées. Il s'agissait de biscuits, de bonbons, de gâteaux... commercialisés par quelques-unes des plus grandes marques du secteur.

Sans même évoquer les risques potentiels de ces additifs nanoparticules sur la santé, un autre problème – d'ordre légal, cette fois – se pose : selon « 60 millions de consommateurs », aucun de ces produits ne comportait la mention « nano » sur son emballage. Seule, la présence de l'additif E171 était signalée. Se fondant sur la législation en vigueur, l'association française affirme qu'il s'agit là d'une infraction notable à la règlementation européenne sur l'information du consommateur. Infraction qui, faut-il le souligner, ne semble perturber ni les autorités européennes, ni le législateur français. Pourtant, bien que très récente, une législation existe bel et bien.

La loi du silence

Ce n'est pas la première fois que « 60 millions de consommateurs » dénonce les agissements de l'industrie agroalimentaire. Déjà au mois de mars 2015, il dénonçait une « loi du silence » concernant la présence de nanoparticules dans les produits alimentaires. Il estimait que les industriels de l'agroalimentaire « flirtaient avec les seuils », afin d'éviter de devoir mentionner les nanomatériaux sur les emballages. Et afin de contourner la législation européenne en la matière.

En effet, depuis décembre 2014, la règlementation européenne exige que la mention « nano » apparaisse clairement sur les produits alimentaires qui en contiennent. Jusqu'il y a peu, la législation française en la matière était beaucoup plus floue. Cependant, une nouvelle mesure nationale parue au Journal Officiel le 10 mai 2017 vise à mieux informer le consommateur sur la présence de nanoparticules dans ses produits alimentaires. Les instances nationales en charge de la sécurité alimentaire et de la protection des consommateurs se sont d'ailleurs, à l'époque, longuement autocongratulées à ce sujet. Mais il existe encore un problème majeur : selon le texte officiel français, cette mention « nano » ne doit figurer sur les emballages de produits qu'à partir du moment où... « la teneur en nanoparticules est supérieure à 10 % » ! Autrement dit, il ne s'agit que d'une demi-mesure et, surtout, d'une mesure en trompe-l'œil qui n'offre absolument aucune garantie réelle au consommateur. À l'heure où l'on évoque beaucoup la traçabilité des aliments, la sécurité alimentaire et le principe de précaution, où l'on prend conscience que ce n'est pas toujours la dose qui fait le poison, on aurait naïvement pu espérer que la mention « nano » doive apparaître quelle que soit la teneur en nanoparticules dans un produit. Le consommateur appréciera ce tour de passe-passe règlementaire à sa juste valeur !

Près de 300 produits alimentaires contiennent des nanoparticules

Avec une discrétion particulièrement remarquable qui incite à la plus grande méfiance, les nanoparticules (et donc les additifs nanoparticules) sont entrées en force dans notre alimentation industrielle. Soyons clair : la majorité des experts indépendants du secteur agroalimentaire estiment que la présence de ces nanoparticules est totalement superflue et qu'elle n'apporte rien aux diverses qualités que peuvent éventuellement présenter les aliments qui en contiennent. Par contre, elles peuvent engendrer de véritables problèmes environnementaux et, leur innocuité étant loin d'être prouvée, sont très susceptibles de présenter de graves dangers pour la santé. D'autant plus que les nanoparticules sont réputées pour être des matériaux très réactifs et tout aussi mobiles.

Cela n'empêche absolument pas les principaux acteurs du secteur d'en faire un usage massif, transformant ainsi, à son insu, chaque consommateur en véritable cobaye d'une technologie dont l'impact reste toujours largement méconnu et qui reste encore incontrôlée.

Gâteaux, mignardises, bonbons, sucettes, cookies, chocolats, chewing-gums… des plus grandes marques contiennent des nanoparticules parfaitement identifiées. La liste actualisée des principaux produits alimentaires contenant des nanoparticules identifiées peut utilement être consultée sur le site Internet

https://infonano.agirpourlenvironnement.org

Le tableau est sombre, certes, mais il y a tout de même une vague lueur d'espoir en ce qui concerne l'utilisation camouflée des additifs nanoparticules dans notre alimentation. Certaines voix commencent enfin à s'élever contre cette utilisation qui pose nombre de questions pertinentes. Ainsi, par exemple, la députée européenne Michèle Rivasi (qui est par ailleurs normalienne et agrégée en biologie) a commencé à s'inquiéter de la prolifération des nanoparticules dans l'alimentation et en a même demandé l'interdiction.

Au mois de décembre 2017, elle déclarait par voie de communiqué : « … Pour obtenir un effet aromatique, conservateur, humectant, texturant, stabilisant, épaississant, colorant, émulsifiant ou antimicrobien, des additifs sont ajoutés aux aliments. De nombreux nanomatériaux en font partie. Deux problèmes principaux sont posés : l'exposition digestive aux nanoparticules libres ou à leurs agglomérats, et la migration éventuelle de nanoparticules à partir d'emballages fonctionnalisés vers la nourriture. Les niveaux d'exposition peuvent être assez importants. Selon Eric Houdeau, de l'Inra[1] de Toulouse, la consommation de confiseries expose particulièrement les enfants au dioxyde de titane, avec des doses quotidiennes de 1 à 3 milligrammes par kg de poids. Le E171 (ou dioxyde de titane) est un colorant blanc que l'on retrouve sous la forme nanométrique dans des bonbons, des pâtisseries, des plats cuisinés, des dentifrices, ou des médicaments… Selon les résultats d'une étude scientifique menée par l'Inra, avec le CEA[2], l'Anses[3]…, le E171 présenterait un danger pour les rats testés en laboratoire qui développent des lésions colorectales précancéreuses. Dès lors se pose la question de sa dangerosité potentielle pour les consommateurs. Aussi, des risques existent avec le dioxyde de silicium (E551) utilisé dans l'alimentation comme antiagglomérant. Jusqu'ici, on le croyait inoffensif. Des scientifiques ont récemment montré qu'il peut influer sur le système immunitaire de l'intestin pouvant entraîner des pathologies inflammatoires du côlon… ».

Nanoparticules ou non, les additifs alimentaires sont toujours plus nombreux, répondant à des objectifs bien déterminés et à des fonctions très précises qui correspondent en tous points aux exigences et aux

1 *Institut national de la recherche agronomique.*

2 *Commissariat à l'énergie atomique et aux énergies alternatives.*

3 *Agence nationale de sécurité sanitaire de l'alimentation, de l'environnement et du travail.*

impératifs des industriels du secteur. Ces additifs, aussi diversifiés soient-ils, ne sont heureusement pas tous soupçonnés de toxicité.

Qu'ils se nomment exhausteurs de goût, colorants, émulsifiants, conservateurs ou antioxydants, ils sont, paraît-il, devenus indispensables à l'industrie agroalimentaire et – horrible terme ! – à la technologie alimentaire.

Fallacieuse justification « historique »

Les plus ardents défenseurs des additifs chimiques avancent plusieurs arguments pour tenter de justifier leur présence massive dans nos assiettes. L'un de ces arguments va même jusqu'à se donner quelques prétentions « historiques » !

Les fabricants affirment que les additifs ont quasiment toujours fait partie de notre alimentation. Reconnaissons-le avec objectivité : ils ont tout à fait raison ! De tout temps, l'être humain a cherché des moyens lui permettant, entre autres, de conserver sa nourriture mieux et plus longtemps. Ou de lui donner plus de saveur.

Cependant, la tentative d'argumentation des industriels ne tient pas longtemps la route et elle dévoile vite son caractère pour le moins fallacieux. Entre, d'un côté, le sel, le sucre, le vinaigre ou l'huile qui sont utilisés depuis des temps immémoriaux et qui, naturels, ne présentent pas de risque pour la santé à condition d'être correctement utilisés et, d'autre part, le polyvinylpyrrolidone (E1201), le diméthylpolysiloxane (E900), le gallate de propyle (E310) ou le sulfate d'aluminium (E520) qui sont produits chimiquement et qui représentent des dangers évidents pour la santé humaine, il y a autant de différences qu'entre un repas gastronomique savouré dans un restaurant étoilé et un médiocre hamburger avalé vite fait dans un fast-food. Bref, en résumé : l'un n'a strictement rien de commun avec l'autre.

Même en avançant une justification « historique », les acteurs du secteur doivent tout de même faire face à la réalité qui les rattrape et qui montre aussitôt le caractère insidieux de leur argumentation. Ce qui contribue à créer un autre fossé entre les consommateurs attentifs à la qualité de leur nourriture et à leur santé d'un côté et, de l'autre, les industriels qui privilégient une alimentation de masse et « *low cost* » bourrée de substances chimiques.

L'illusion alimentaire au menu

En tout état de cause, et bien qu'ils ne voudront jamais l'admettre, les industriels du secteur peuvent aujourd'hui, grâce aux additifs, jouer aux apprentis-magiciens. Le véritable problème réside dans le fait qu'ils s'adonnent plus à la maléfique magie noire qu'à la magie blanche.

Par ailleurs, en bourrant leurs productions d'additifs, ils se transforment aussi en illusionnistes de l'alimentation. Leurs produits donnent l'illusion de la texture, de la couleur, de la saveur, et, dans certains cas, l'illusion fugace de la satiété : de tristes illusions qui sont probablement l'une des caractéristiques principales du dernier chapitre en date de l'histoire de l'alimentation humaine envisagée à l'échelle industrielle.

Des cache-misère pour renforcer l'illusion

Pour pallier le manque de saveur de nombre de leurs produits, les industriels utilisent les arômes – naturels ou artificiels – à tour de bras, si l'on ose ainsi dire.

Officiellement, les arômes ne font pas véritablement partie des additifs alimentaires en tant que tels, mais la différence avec les exhausteurs de goût (qui sont, eux, officiellement classés parmi les additifs) est si infime que l'on ne peut les laisser de côté.

Si l'on s'en tient à la définition officielle, les arômes sont des substances utilisées pour conférer une odeur et/ou une saveur à une denrée alimentaire. L'Union Européenne (UE) définit trois grandes catégories d'arômes : les arômes naturels, les arômes identiques aux arômes naturels (c'est-à-dire des molécules similaires aux substances naturelles, mais obtenues par un procédé chimique) et les arômes artificiels (c'est-à-dire des substances qui n'existent pas dans la nature et qui sont créées chimiquement).

Les arômes naturels sont obtenus à partir de matières premières d'origine végétale (par exemple : la vanille ou la menthe) ou animale (par exemple : l'extrait de poisson). Encore faut-il bien se rendre compte que le mot « naturel » mis en avant sur l'emballage d'un produit ne signifie strictement rien et n'est là que pour donner une illusion au consommateur trop naïf. En effet, l'origine est probablement naturelle, mais la substance peut être manipulée et modifiée par de nombreux procédés chimiques. Le mot « naturel » employé dans ce contexte n'est qu'un fallacieux argument commercial et rien d'autre.

Cela étant, les industriels usent et abusent d'arômes artificiels bien moins chers que les vrais arômes naturels. En tête de cette triste liste : la vanille qui, dans l'immense majorité des cas, n'est rien d'autre que de la vanilline de synthèse dont la saveur n'a pas grand-chose à voir avec une vraie gousse de vanille originaire des Comores ou de Madagascar, par exemple.

En tout état de cause, si les aliments proposés par l'industrie agroalimentaire avaient un quelconque niveau qualitatif, les fabricants ne seraient pas obligés de recourir à des subterfuges, 100 % chimiques ou non, pour tenter de donner un minimum de saveur acceptable à leurs produits. Au même titre que les exhausteurs de goût dont ils sont très proches, les arômes ne sont jamais que des vulgaires cache-misère destinés à camoufler plus ou moins mal la médiocrité des produits industriels.

Additifs alimentaires : définition, catégories, objectifs, justifications...

Bien qu'ils soient omniprésents dans l'alimentation industrielle, les additifs alimentaires restent encore fort méconnus du public. Pour la majorité des consommateurs, leur univers est pour le moins obscur. Mystérieux. Un peu effrayant, aussi. Et à raison ! Les rares informations que l'on retrouve de-ci de-là dans la presse ne font rien pour rassurer le public. Quant aux informations transmises au compte-gouttes par le secteur industriel, elles sont tellement parcellaires et parfois si tronquées, qu'il faudrait être bien naïf pour s'y fier aveuglément. Alors, qu'en est-il exactement ?

Une définition...

Si l'on reprend les termes de l'organisme européen *European Food Safety Authority* (EFSA), les additifs alimentaires sont « ... des substances ajoutées intentionnellement aux aliments pour exercer certaines fonctions technologiques spécifiques. Par exemple, pour colorer, sucrer ou contribuer à la conservation des aliments... ».

Dans sa directive 89/107/CEE du 18 septembre 1989, l'Union européenne (UE) stipule que « ... on entend par additif alimentaire toute substance habituellement non consommée comme aliment en soi, et habituellement non utilisée comme ingrédient caractéristique dans l'alimentation, possédant ou non une valeur nutritive, et dont l'adjonction intentionnelle aux denrées alimentaires, dans un but technologique au stade de leur fabrication, transformation, préparation, traitement, conditionnement, transport ou entreposage, a pour effet, ou peut raisonnablement être estimée avoir pour effet, qu'elle devient elle-même ou que ses dérivés deviennent, directement ou indirectement, un composant des denrées alimentaires... ».

À noter que cette directive de base a été modifiée à plusieurs reprises entre sa publication et l'année 2009. Ces modifications ont eu pour objectif d'harmoniser l'emploi des additifs dans tous les états membres de l'Union européenne.

Voilà pour le jargon officiel...

Ne pas confondre…

Il convient de faire attention à ne pas confondre les additifs alimentaires avec les « auxiliaires technologiques » que l'on connaît aussi sous le nom de « supports d'additifs » ou d'« auxiliaires de fabrication ». Par exemple : antimoussants, catalyseurs, clarifiants... (que l'on utilise lors de la préparation des conserves de légumes, l'élaboration de jus de fruits...).

Ceux-ci ont pour fonction essentielle de faciliter l'une des étapes de fabrication d'un produit alimentaire, mais ils n'ont pas de réelle finalité dans le produit en tant que tel. Contrairement aux additifs.

En outre, additifs et auxiliaires technologiques ne sont pas soumis aux mêmes règlementations, pas plus qu'aux mêmes règles d'étiquetage. Ce qui est tout bénéfice pour les industriels qui, profitant des failles des règlementations, utilisent de nombreux additifs comme des auxiliaires technologiques. Du coup, ces additifs ne sont pas repris dans la liste des ingrédients figurant sur les produits alimentaires. Et l'information légitime du consommateur s'en trouve une nouvelle fois bafouée.

D'une manière moins bureaucratique, on peut aussi dire que les additifs alimentaires (qui, en usage vétérinaire, sont connus sous l'appellation d'« additifs zootechniques ») sont des substances naturelles ou synthétiques (c'est-à-dire chimiques) ajoutées à un aliment, une boisson ou une préparation dans le but d'en améliorer l'aspect, le goût, la consistance ou la conservation.

Des produits tels que le sucre, le vinaigre, les épices, le sel… peuvent donc fort bien être utilisés comme des additifs alimentaires. Et ils l'ont d'ailleurs été pendant de très longues périodes, et avec beaucoup de succès, comme on l'a vu précédemment. Mais il s'agit d'additifs naturels. Plus l'alimentation s'est industrialisée, uniformisée, formatée et aseptisée, plus elle a tendu vers le « *low cost* », plus les additifs – essentiellement de synthèse – ont été utilisés. Aujourd'hui, plus de 300 sont autorisés et encadrés par une législation d'une exceptionnelle élasticité.

… Mais plusieurs catégories

Le nombre d'additifs utilisés dans l'alimentation est incroyablement élevé. Le nombre de catégories dans lesquels ils s'inscrivent l'est également. Aujourd'hui, les quelque 300 additifs alimentaires officiellement autorisés sont répartis en une grosse vingtaine de catégories.

Les familles d'additifs alimentaires actuellement autorisées dans l'UE

Aujourd'hui, l'Union européenne autorise plusieurs centaines d'additifs alimentaires, et ce, bien que nombre d'entre eux soient soupçonnés de toxicité ou soient des substances toxiques avérées.

Plusieurs catégories sont reprises dans la législation européenne, classant les additifs en grandes catégories : les colorants, les antioxydants, les phosphates, les exhausteurs de goût, les cires, les amidons modifiés…

Voici, par ordre de référence européenne, la liste abrégée des additifs autorisés à ce jour dans l'ensemble des pays de l'Union européenne :

1. les colorants : du E100 au E180
2. les conservateurs : du E200 au E297
3. les antioxydants et acidifiants : du E300 au E380
4. les agents de texture : du E400 au E495
5. les multitâches : du E500 au E585
6. les exhausteurs de goût : du E620 au E650
7. les agents d'enrobage, gaz et édulcorants : du E900 au E999
8. les enzymes alimentaires et les amidons modifiés : du E1100 au E1451.

D'une manière générale, on peut dire que l'immense majorité des additifs alimentaires sont classés en fonction de leur catégorie. Voilà pour la théorie. Dans la pratique, il peut en aller autrement. Comme d'année en année, la liste des additifs ne cesse de s'allonger, de plus en plus d'additifs finissent par se retrouver intégrés à une catégorie qui ne leur correspond pas vraiment ou pas complètement. Une catégorie qui ne reflète pas toujours exactement leur fonction première. Bien malin le consommateur qui arrivera dès lors à s'y retrouver dans ce vaste imbroglio.

Cela dit, en voulant se montrer positif, on peut aussi souligner le fait que la catégorisation des additifs permet aussi de traquer et de débusquer ceux que l'on appelle parfois les « faux amis ». Prenons le cas du caramel... D'un côté, il y a l'ingrédient caramel qui, s'il est réalisé dans les règles de l'art, est un mélange d'eau et de sucre chauffé. Non seulement cet ingrédient procure une véritable saveur, mais il donne aussi une certaine énergie. D'autre part, il y a le colorant caramel qui n'apporte ni saveur, ni énergie. Il se contente de fournir une certaine couleur qui oscille vaguement entre le brun et le rougeâtre. Lorsqu'une étiquette mentionne soit le caramel soit l'additif caramel, au moins le consommateur sait à quoi s'en tenir.

En lisant la liste abrégée des additifs alimentaires actuellement autorisés dans les différents pays membres de l'Union européenne (UE), on s'aperçoit que chaque additif bénéficie d'une référence codée composée de la lettre E suivie d'un numéro. La lettre E fait bien entendu référence à l'Europe. Ce code européen permet une harmonisation à l'échelle de l'UE et une meilleure identification de la catégorie dans laquelle entre tel ou tel additif.

La lettre E pour tous les additifs ?

Une question mérite d'être posée : tous les additifs alimentaires ont-ils une référence européenne commençant par la lettre E (Exxx) ? La réponse est : non, tous les additifs ne bénéficient pas d'une référence européenne commençant par la lettre E.

Car même si nombre d'entre eux bénéficient de cette codification européenne, les industriels ont la possibilité légale de préférer inscrire le nom complet de l'additif, de mentionner la référence européenne, ou de mélanger les deux dans la liste des ingrédients. Ce qui oblige bien entendu le consommateur le plus attentif à connaître non seulement le nom des additifs, mais également leur référencement européen.

Il est par ailleurs très significatif de remarquer que certains industriels jouent de cette ambiguïté pour semer la confusion la plus totale chez leurs clients. Ainsi, il arrive que certains additifs fassent la « une » de l'actualité en raison de leur dangerosité. Dans la presse, ils sont alors souvent mentionnés sous leur référence européenne Exxx. Comme par magie, certains acteurs du secteur changent leurs étiquettes : ils font disparaître le référencement européen de la liste des ingrédients et se contentent de mentionner le nom complet de l'additif. Un nom que quasiment personne n'a retenu. Ni vu, ni connu !

Parmi les additifs qui ne bénéficient pas d'une référence européenne Exxx, on peut mentionner les graisses végétales (qui, souvent, sont de redoutables huiles hydrogénées d'origine non précisée), le lactose (à consommer avec la plus grande prudence surtout s'il est dérivé du lait d'animaux nourris avec des farines animales ou des produits OGM), l'huile de palme (qu'elle soit hydrogénée ou non, l'huile de palme présente autant de risques pour l'environnement que pour la santé), des fibres végétales (dont l'origine précise est très rarement mentionnée sur l'emballage).

Le rôle des additifs alimentaires

D'une manière schématique, on peut dire que les codes européens :

- E100 à E180 regroupent les colorants qui permettent de fournir une couleur à un aliment, ou de l'intensifier ;
- E200 à E297 regroupent les conservateurs dont la fonction première est d'allonger la durée de conservation des aliments en inhibant le développement des moisissures, bactéries… ;
- E300 à E321 regroupent les antioxydants qui sont censés limiter les divers phénomènes d'oxydation tels que le brunissement des fruits ou le rancissement des graisses ;

◊ E325 à E380 regroupent les acidifiants et les correcteurs d'acidité qui, comme leur nom l'indique explicitement, agissent sur le degré d'acidité des aliments ;

◊ E400 à E495 regroupent les divers agents de texture tels que les gélifiants, les stabilisants, les texturants, les épaississants et les émulsifiants. Leur rôle est de donner une consistance spécifique aux aliments ;

◊ E500 à E585 est une sorte de catégorie fourre-tout. Nombre d'additifs que l'on n'a pas réussi à classer ailleurs se retrouvent ici. Cette catégorie intègre aussi bien des poudres à lever que des correcteurs d'acidité (qui n'entrent pas dans les codes E325 à E380), de l'acide sulfurique ou des phosphates, voire de l'acide chlorhydrique. À catégorie fourre-tout, fonctions diverses : les additifs repris dans cette catégorie peuvent remplir des fonctions très variées ;

◊ E620 à E650 regroupent les exhausteurs de goût qui ont pour fonction principale d'améliorer ou de renforcer le goût d'un aliment de manière à influencer la perception gustative du consommateur ;

◊ E900 à E914 regroupent les agents d'enrobage qui permettent de donner un aspect extérieur particulier à l'aliment ;

◊ E938 à E949 regroupent les gaz d'emballage et les gaz propulseurs qui servent à allonger la durée de conservation des aliments ;

◊ E950 à E999 regroupent les édulcorants qui donnent une saveur sucrée aux aliments ;

◊ E1100 à E1105 regroupent les enzymes alimentaires qui permettent de faciliter la fabrication de certains aliments ;

◊ E1404 à 1451 regroupent les amidons modifiés qui épaississent les préparations.

Permettant aux grandes entreprises du secteur de produire toujours plus massivement, toujours plus vite, de manière toujours plus mécanisée et automatisée et à des coûts sans cesse compressés, les additifs ont dans de nombreux cas une fonction prioritairement technique. Parmi bien d'autres choses, ils permettent de modifier en profondeur la texture d'une préparation, ou de la stocker sur des durées toujours plus longues.

Mais cette application très technique n'est pas unique : nombre d'additifs ont une fonction essentiellement cosmétique. L'idée est de maquiller un aliment ou une préparation très médiocre afin d'essayer de séduire le consommateur. C'est notamment le cas des colorants qui tentent de changer un produit industriel peu attractif en une préparation un tout petit peu plus sexy. Qu'importe que nombre de ces colorants soient au cœur de vives controverses. Qu'importe aussi que plusieurs d'entre eux soient fortement soupçonnés de provoquer des troubles du comportement chez l'enfant, ou qu'ils créent des allergies alimentaires. Voire qu'ils favorisent la formation de cellules cancéreuses chez des consommateurs de tous âges. Pour l'industrie, le plus important est qu'ils puissent donner l'illusion d'un produit attractif, et savoureux. Et donc de conforter les ventes.

Deux exemples concrets…

Faut-il vraiment que certaines confiseries prennent toutes les couleurs aberrantes et « pétantes » de l'arc-en-ciel, juste histoire d'influencer les consommateurs les plus naïfs, les plus influençables et les plus vulnérables, à savoir les enfants ?

Faut-il aussi vraiment que le jambon arbore une improbable couleur rose plus ou moins soutenue qui n'a absolument aucun rapport avec la couleur naturelle de la viande de porc d'origine qui reste avant tout une viande… blanche ?

Certes, les industriels tentent de rétorquer que, s'ils agissent ainsi, c'est pour répondre aux attentes des consommateurs ? Allons donc ! Personne ne va croire un seul instant qu'il y a quelques années, les clients ont subitement exigé de modifier la couleur de leurs tranches de jambon. Ou que les enfants qui restent les consommateurs les plus manipulables, ont un beau jour décidé d'un commun accord que leurs bonbons devaient impérativement arborer des teintes totalement factices et chimiques.

Des dangereux colorants à base d'hydrocarbures

Les colorants alimentaires sont repris dans la nomenclature européenne sous les références E100 à E181. Ce que les consommateurs ne savent généralement pas, c'est que près d'un additif colorant sur deux est dérivé d'hydrocarbures. Jadis extraits du goudron de houille et aujourd'hui pétrochimiques, ils sont unanimement suspectés par tous les scientifiques et experts compétents et indépendants de provoquer des dérèglements latents chez l'enfant. On évoque alors aussi bien des déficits plus ou moins graves de l'attention que de l'hyperactivité ou une baisse très nette de la sociabilité. D'autres colorants sont très fortement suspectés de cancérogénicité. À souligner enfin que tout additif colorant peut être produit par la nanotechnologie.

Il faut être très clair, toutes ces nouvelles substances issues essentiellement de la chimie n'ont qu'un seul but : répondre aux besoins des industriels en quête de ventes et de plantureux bénéfices plutôt qu'aux attentes réelles des consommateurs de plus en plus préoccupés par les ravages que cause cette « malbouffe » sur leur bien-être général et leur santé.

De A(ffermissant) à S(upport) : le lexique alimentaire des additifs

Quelques définitions[1] pour un peu mieux s'y retrouver dans l'univers complexe et fort opaque des additifs alimentaires.

- ◊ Affermissant : additif alimentaire qui rend ou garde les tissus des fruits ou des légumes fermes ou craquants, ou qui interagit avec des gélifiants de manière à produire ou à renforcer un gel.
- ◊ Agent de blanchiment : additif alimentaire utilisé pour décolorer des denrées alimentaires.
- ◊ Agent de carbonation : additif alimentaire utilisé pour apporter du dioxyde de carbone à une denrée alimentaire (notamment pour en faire une boisson gazeuse).

1 *https://www.avenir-bio.fr/additifs_alimentaires.php*

◊ Agent de charge : additif alimentaire qui leste une denrée alimentaire sans en modifier sensiblement la valeur énergétique.

◊ Agent de conditionnement des pâtes : additif alimentaire qui, ajouté à la farine ou à la pâte, est censé en améliorer la qualité boulangère ou la couleur.

◊ Agent de conditionnement hermétique : additif alimentaire qui, lorsqu'il est appliqué à la surface externe d'un aliment, lui confère un aspect brillant ou le recouvre d'un revêtement protecteur.

◊ Agent de dispersion : additif alimentaire qui permet d'obtenir ou de maintenir un mélange uniforme à partir de deux ou de plusieurs phases immiscibles contenues dans un aliment.

◊ Agent de glaçage : additif alimentaire qui, lorsqu'il est appliqué à la surface externe d'un aliment, lui confère un aspect brillant ou le recouvre d'un revêtement protecteur.

◊ Agent de remplissage = Agent de charge.

◊ Agent de rétention d'eau ou d'humidité : additif alimentaire qui permet d'augmenter le poids d'un produit en y « emprisonnant » de l'eau ou de l'humidité.

◊ Agent de rétention de la couleur : additif alimentaire qui stabilise, retient ou intensifie la couleur d'une denrée alimentaire.

◊ Agent de texture : additif alimentaire qui modifie la texture générale d'un aliment.

◊ Agent de traitement des farines : additif alimentaire qui, ajouté à la farine ou à la pâte, en améliore la qualité boulangère ou la couleur.

◊ Agent de turbidité : additif alimentaire qui trouble les liquides.

◊ Agent levant : additif alimentaire ou combinaison d'additifs alimentaires, qui dégage du gaz et, par là même, augmente le volume d'une pâte.

- ◊ Agent moussant : additif alimentaire qui permet de former ou de maintenir une dispersion uniforme d'une phase gazeuse dans un aliment solide ou liquide.
- ◊ Antibrunissant : additif alimentaire qui prolonge la durée de conservation des aliments en les protégeant contre les altérations dues à l'action de l'oxygène.
- ◊ Antioxydant = Antibrunissant.
- ◊ Colorant : additif alimentaire qui ajoute de la couleur à une denrée alimentaire ou rétablit sa couleur naturelle.
- ◊ Conservateur : additif alimentaire qui prolonge la durée de conservation des aliments en les protégeant contre les altérations dues aux micro-organismes.
- ◊ Édulcorant : additif alimentaire (autre qu'un sucre mono- ou disaccharide), qui confère un goût sucré à l'aliment.
- ◊ Émulsifiant = Agent de dispersion.
- ◊ Épaississant : additif alimentaire qui augmente la viscosité d'un aliment.
- ◊ Exhausteur d'arôme : additif alimentaire qui exalte le goût et/ou l'odeur naturels d'une denrée alimentaire.
- ◊ Fixateur de la couleur = Agent de rétention de la couleur.
- ◊ Gaz d'emballage : additif alimentaire gazeux qui est introduit dans un conteneur pendant, durant ou après son remplissage avec une denrée alimentaire avec l'intention de protéger l'aliment de l'oxydation ou de l'altération.
- ◊ Gélifiant : additif alimentaire qui confère une certaine texture à l'aliment au moyen de la formation d'un gel.
- ◊ Humectant = Agent de glaçage.
- ◊ Liant = Épaississant.
- ◊ Mouillant = Agent de glaçage.

◊ Poudre pour pulvérisation sèche : additif alimentaire qui réduit la tendance que peuvent avoir les composantes d'une denrée alimentaire à adhérer les unes aux autres.

◊ Propulseur : additif alimentaire gazeux qui permet d'expulser un aliment contenu dans un récipient.

◊ Raffermissant = Épaississant.

◊ Régulateur de l'acidité : additif alimentaire qui contrôle l'acidité ou l'alcalinité d'une denrée alimentaire.

◊ Séquestrant : additif alimentaire limitant la disponibilité des cations pour améliorer la stabilité du produit.

◊ Stabilisant : additif alimentaire qui permet de maintenir une dispersion uniforme de deux ou plusieurs composantes dans un aliment.

◊ Support : additif alimentaire utilisé pour dissoudre, diluer, disperser ou modifier physiquement un additif alimentaire ou un nutriment sans altérer sa fonction (et sans produire lui même d'effet technologique) afin de faciliter la manipulation, l'application ou l'utilisation de l'additif alimentaire ou du nutriment.

Tous les additifs sont-ils justifiables ?

Sans l'ombre d'un doute, la réponse est : oui ! Du moins selon les dires des responsables des entreprises du secteur agroalimentaire. La réalité est cependant fort différente.

Il ne faut pourtant pas noircir plus que de raison un tableau général qui est déjà bien sombre. Ni être caricatural ou manichéen. En dehors de tout éventuel problème de toxicité supposée ou avérée (problème sur lequel nous reviendrons plus en détail par la suite), on peut dire que quelques additifs peuvent apporter une certaine valeur ajoutée aux aliments et préparations. Leur utilisation peut alors se justifier. Mais c'est loin d'être toujours le cas.

Sans revenir sur le cas spécifique des colorants, on peut également mentionner celui des conservateurs. Aujourd'hui, les consommateurs disposent de moyens, d'appareils et de techniques que nos aïeux – même assez proches – ne connaissaient pas. Ou fort peu. Non seulement pour l'hygiène, mais aussi pour la conservation des aliments et des préparations, notamment. On pense entre autres à la pasteurisation qui vise à diminuer très significativement la quantité de micro-organismes présents dans le produit alimentaire (le lait, la bière, la crème…) en en modifiant le moins possible les propriétés. Ou même, plus simplement encore, à l'apparition des réfrigérateurs et autres congélateurs qui équipent désormais la majorité des ménages français (plus de 2,6 millions de réfrigérateurs ont été vendus en France au cours de la seule année 2015).

Dans ces conditions, l'utilisation massive des additifs de conservation semble pouvoir être remise, au moins partiellement, en question. Entre réfrigérateur et congélateur, l'immense majorité des consommateurs a parfaitement la possibilité de conserver pour une durée suffisante les aliments et préparations qu'il achète dans le commerce. Lorsque l'on sait que nombre de conservateurs sont, entre autres, fortement suspectés de provoquer des réactions allergiques marquées ou – plus grave encore ! – de favoriser la formation de cellules cancéreuses, leur utilisation quasi systématique, semble de moins en moins justifiée. Et de moins en moins justifiable.

Additifs alimentaires et santé : le cœur du débat

En tentant de comprendre et de mesurer l'impact réel des additifs alimentaires sur la santé, on entre dans un domaine qui, plus que beaucoup d'autres, est sujet à controverses. Nous sommes au cœur du débat. Et celui-ci est souvent très animé.

Cela a déjà été précisé précédemment, mais il est ici important de le remettre en mémoire afin de ne pas jouer délibérément la carte d'un alarmisme outrancier : en fonction des doses qui sont ingérées quotidiennement et de l'état actuel des connaissances, et si on laisse de côté les effets d'accumulation et les possibles interactions entre eux, tous les additifs alimentaires ne sont pas dangereux pour la santé. Tous ne représentent pas des dangers – soupçonnés ou avérés – pour la santé. Ce qui reste tout de même une bonne nouvelle. Teintée de la plus extrême prudence, certes, mais une petite bonne nouvelle quand même.

Si, parmi les centaines d'additifs autorisés aujourd'hui en Europe, quelques dizaines d'entre eux sont réputés inoffensifs (sous certaines conditions), d'autres – beaucoup d'autres – posent question.

Le consommateur un peu trop confiant pourrait s'imaginer que, parce qu'ils sont autorisés au niveau européen, tous les additifs utilisés par les industriels du secteur sont sans danger. Il n'en est malheureusement rien et l'on peut affirmer que le fait qu'ils soient autorisés par les instances européennes ne constitue absolument pas une quelconque garantie d'innocuité.

Tentons de faire objectivement le point sur la question…

Qui fait quoi ?

À l'heure actuelle, et sous réserve de changement, il existe aujourd'hui plusieurs centaines d'additifs alimentaires autorisés dans les produits non-bio, au sein des pays membres de l'Union européenne (UE). Ils sont classés en diverses catégories fonctionnelles (agents de texture, colorants, émulsifiants, édulcorants, antioxydants, conservateurs...). Cette classification étant, selon la version officielle du moins, un gage de leur sécurité et de leur qualité alimentaire. Mais il ne s'agit que d'une version officielle bien loin de la triste réalité, comme nous allons le voir.

En principe, chacun a sa part de responsabilités. De son côté, l'industriel est chargé de suivre la règlementation concernant l'additif et de tenir compte des caractéristiques de fabrication et de la nature du produit. D'autre part, la consommation des additifs alimentaires est contrôlée par les états membres de l'Union européenne. Ils ont l'obligation de suivre le niveau de consommation des additifs alimentaires de leurs populations pour s'assurer qu'il se situe toujours en dessous de la dose journalière admissible (DJA).

Depuis 2003, la très contestée Autorité européenne de sécurité des aliments (EFSA) est chargée d'évaluer les additifs alimentaires. En effet, l'ensemble des substances doivent subir divers tests toxicologiques avant leur autorisation de mise sur le marché. En principe, ces tests doivent prouver non seulement l'utilité réelle des additifs, mais aussi leur innocuité. C'est dans les processus d'évaluation, dans leur rigueur et dans leur objectivité que surviennent les premiers problèmes.

L'EFSA, entre missions et conflits d'intérêts

L'Autorité européenne de sécurité des aliments (EFSA) a été créée en 2002 et a son siège en Italie. Son rôle principal est de fournir des avis scientifiques en principe impartiaux et indépendants sur les nombreux risques liés à l'alimentation.

Dirigé par un conseil d'administration d'une quinzaine de personnes, cet organisme fournit des avis portant à la fois sur les risques existants et nouveaux. Ces avis doivent contribuer à l'élaboration de la législation, des règles et des politiques européennes qui, théoriquement, visent à protéger le consommateur contre les risques présentés par la chaîne alimentaire.

La mission de l'EFSA recouvre différents domaines : la sécurité des denrées alimentaires et des aliments destinés aux humains, aux animaux, la nutrition, la santé animale et le bien-être des animaux, la protection des espèces végétales et la santé des végétaux.

Partant de là, ses principales activités consistent à recueillir des données scientifiques, fournir un avis en matière de sécurité des aliments, assurer la diffusion des résultats des travaux réalisés auprès du grand public, coopérer avec les états membres de l'Union européenne ainsi qu'avec des organismes internationaux et les autres acteurs concernés. Mais aussi tenter de renforcer la confiance dans le système européen de sécurité des aliments. Et là, au vu des agissements pour le moins indélicats de certains membres de l'organisation, le pari est loin d'être gagné !

L'un des problèmes cruciaux posés par cet organisme réside dans son objectivité et son impartialité qui sont loin d'être démontrées. Selon une très rigoureuse analyse menée par l'association bruxelloise Corporate Europe Observatory (CEO), et rapportée entre autres par les médias *L'Express* et *Le Monde* en juin 2017, près de la moitié des experts siégeant dans les panels de l'EFSA sont en situation de conflit d'intérêts financiers avec les secteurs industriels régulés par l'agence.

Sur la base de recherches attentives, Martin Pigeon, chercheur au CEO et auteur d'un rapport brûlant, confirme que « … nous avons analysé un à un tous les liens d'intérêts déclarés par ces experts et nous concluons que 46 % d'entre eux sont en conflit d'intérêts, direct ou indirect, avec des entreprises dont ils sont censés évaluer les produits… ». Il poursuit en expliquant que « … le matériau de base avec lequel travaille l'EFSA, ce sont des données qui lui sont communiquées par les fabricants des produits qu'elle évalue et ces données sont confidentielles. L'EFSA ne peut pas les publier… ». L'obscurantisme le plus total, ouvrant la porte à tous les abus et à tous les « petits arrangements entre amis », est donc de mise au sein de l'organisation européenne.

Dans ces conditions, il n'est donc pas étonnant que le travail de l'agence européenne soit de plus en plus sujet à caution et que sa légitimité soit de plus en plus remise en cause. Non seulement par certains eurodéputés, mais également par des ONG et par un nombre sans cesse croissant de consommateurs qui, tout en finançant l'EFSA et ses « experts », paient le prix fort de ces conflits d'intérêts. Et même le prix le plus fort : leur santé !

Nécessaire réévaluation

Un autre problème de taille réside dans le fait que certains additifs sont utilisés par le secteur agroalimentaire depuis fort longtemps. Pour respecter le principe de précaution, mais aussi afin de prendre réellement l'intérêt et la santé du consommateur en considération, ces « vieux » additifs devraient faire l'objet d'une réévaluation complète. Celle-ci pourrait bénéficier des dernières avancées scientifiques et technologiques permettant de mesurer leur innocuité ou leur dangerosité d'une manière beaucoup plus pointue qu'auparavant.

La bonne nouvelle, c'est qu'une nouvelle règlementation prévoit justement de réévaluer d'ici 2020 l'ensemble des additifs alimentaires mis sur le marché avant 2009. Le véritable point d'interrogation réside dans le sérieux et l'honnêteté avec lesquels ces réévaluations seront réalisées. Si c'est pour les confier aux industriels du secteur ou à une organisation aussi « noyautée » que l'EFSA, on peut d'ores et déjà affirmer que ces réévaluations ne serviront quasiment à rien. Et, surtout, n'apporteront aucune nouvelle garantie fiable aux consommateurs. Par contre, si ces réévaluations sont menées par de vrais experts indépendants du secteur concerné et de ses puissants lobbies, elles valent largement la peine d'être menées. Et l'on pourrait voir certains additifs jugés jusqu'ici inoffensifs ou simplement suspects basculer dans la catégorie des additifs dangereux et être – enfin ! – définitivement interdits d'utilisation.

Cela étant dit, il est déjà arrivé par le passé que certains additifs soient retirés du marché après nouvelle évaluation. C'est, parmi d'autres, le cas de l'additif E128. Mieux connu sous le nom de Rouge 2G ou sous l'appellation d'azogéranine, ce colorant rouge est issu de la pétrochimie et dérivé du naphtalène. Facile à produire et bon marché, il a été lié à l'hyperactivité chez l'enfant et à diverses réactions allergiques (urticaires, symptômes cutanés, affections respiratoires...). Son potentiel neurotoxique et cancérigène a aussi largement été mis en avant. Longtemps utilisé par l'agroalimentaire industriel dans des viandes hachées et des viandes pour hamburgers notamment, il a été interdit en 2007 en Europe... tout en restant listé au codex alimentaire jusqu'en 2015 et en restant autorisé comme colorant en cosmétique industrielle (il est alors rebaptisé CI 18050).

Cacophonie européenne et internationale

On vient de le voir : les additifs alimentaires sont évalués à l'échelle européenne par l'Autorité européenne de sécurité des aliments (EFSA). On a vu dans quelles douteuses conditions d'objectivité et de fiabilité, mais nous n'allons pas revenir sur le sujet... Dès lors qu'ils sont évalués favorablement par le personnel de l'EFSA, les additifs reçoivent une autorisation de mise sur le marché. En principe, cette autorisation est valable dans l'ensemble des pays membres de l'Union européenne (UE) qui doivent uniformiser leurs règlementations. En principe seulement.

Car dans les faits, les autorités sanitaires d'un pays membre de l'UE peuvent fort bien interdire l'utilisation d'un additif pourtant agréé par l'EFSA. Il y a déjà eu plusieurs exemples concrets, l'un des plus marquants étant celui de l'additif E102. La tartrazine est un colorant de synthèse de couleur jaune que l'on retrouve dans des produits fort variés, qui vont du sirop à la moutarde ou de la merguez à des sauces industrielles. Très bon marché (ce qui est une aubaine pour les industriels du secteur), cet additif – qui n'est rien d'autre qu'un composé pétrochimique artificiel – est considéré comme un allergisant intense chez les personnes sensibles (causant asthme ou réactions cutanées). Il provoque aussi de l'hyperactivité chez l'enfant et est fortement soupçonné d'être cancérigène (la triade hyperactivité – allergie – cancérogénicité, avérée ou suspectée, est d'ailleurs récurrente avec les colorants pétrochimiques, soit la moitié des colorants listés au codex alimentaire). Ces effets secondaires ont amené plusieurs pays européens à l'interdire sur leur territoire (Autriche, Finlande et Norvège), tandis que d'autres se contentent de le déconseiller. Pire : quelques pays – dont la France – continuent à l'autoriser.

Un bel imbroglio européen, donc. Il en va de même à l'échelle internationale. Il existe un autre organisme chargé d'évaluer la toxicité éventuelle des additifs alimentaires : le Comité d'experts sur les additifs alimentaires (JECFA). Un nom un tantinet pompeux pour une organisation administrée conjointement par l'Organisation mondiale de la santé (OMS) et par l'Organisation des États-Unis pour l'alimentation et l'agriculture (plus connue sous le nom de Food and Agriculture Administration – FAO). Comme tous les experts n'émettent pas les mêmes avis sur les additifs, certains de ceux-ci sont autorisés en Europe et interdits aux États-Unis. Ou inversement.

Les tests menés par l'industrie chimique ou l'industrie agroalimentaire sont-ils fiables ?

Pour être autorisé, un additif alimentaire ne doit présenter, au vu des données scientifiques disponibles, aucun risque pour la santé des consommateurs au niveau d'utilisation envisagé. Par ailleurs, l'additif alimentaire doit répondre à un besoin technologique non susceptible d'être satisfait par d'autres moyens.

Toute la subtilité de la chose tient en quelques mots : « au vu des données scientifiques disponibles ». La plupart des industriels concernés, avancent le fait qu'avant de demander une autorisation de mise sur le marché (et donc d'utilisation) à l'EFSA ou à une autre instance en fonction de la région du monde envisagée, ils effectuent nombre de tests toxicologiques. Personne ne pourra les contredire sur ce fait. Par contre, la manière dont ces tests sont effectués jette un doute légitime sur leurs résultats.

Afin de mesurer la toxicité des additifs, la plupart des tests sont effectués sur des animaux de laboratoire. Généralement, ce sont les rats qui ont la préférence des chercheurs. Parce qu'ils sont faciles à se procurer et à sacrifier. Et parce qu'ils ne sont vraiment pas chers.

Le premier problème réside dans le fait qu'aucun animal de laboratoire ne réagit exactement de la même manière que l'humain. Les résultats obtenus sont peut-être valables pour le rat (ou pour un autre éventuel animal de laboratoire), mais ils restent d'une désespérante approximation pour l'humain.

Le deuxième problème tient au fait que les animaux de laboratoire ne sont soumis qu'à un seul additif à la fois. Quelle que soit l'espèce, elle est la seule à ne consommer qu'un seul additif, contrairement à l'humain qui, dans son alimentation quotidienne, consomme chaque jour une multitude d'additifs différents. Certaines sources affirment qu'en une seule année, il ingurgite, parfois à son insu, jusqu'à... 7 kilos d'additifs !

Jusqu'à 100 additifs par jour !

Membre d'un parti politique néo-zélandais et active militante en faveur d'une alimentation sans danger, Sue Kedgley estime qu'un enfant élevé dans un pays industrialisé (tel que la France, par exemple) est amené à consommer jusqu'à 100 additifs alimentaires différents chaque jour ! Avec une grande inconnue : chaque enfant étant différent, il réagira de manière personnelle et individuelle à ce dangereux cocktail. Personne ne peut – à court, moyen ou long terme – prédire les ravages que causera ce cocktail d'additifs sur sa santé physique et/ou mentale.

Enfin, le troisième problème majeur est le suivant : il est impossible de mesurer les éventuels dégâts causés par l'accumulation des additifs dans l'organisme humain car la manière dont les tests sur les animaux de laboratoire sont menés ne le permet pas.

Très parcellaires et soigneusement orientés afin que les résultats soient favorables, les tests menés par les industriels du secteur n'ont pas grande valeur. La véritable rigueur et l'indispensable impartialité scientifiques ne semblent pas de mise lors de ces tests. Ce qui n'empêche aucunement les industriels concernés de se retrancher derrière ces études, ces analyses et ces tests... qu'ils commanditent en direct ou en sous-main. Trop peu et trop mal testés, nombre d'additifs alimentaires reçoivent pourtant une autorisation de mise sur le marché et une autorisation d'utilisation. En dépit de l'impact – non mesuré à ce stade – qu'ils peuvent avoir sur la santé des consommateurs !

Minimes, les doses ? Et l'effet d'accumulation ?

Très régulièrement, les industriels du secteur et leurs experts attitrés tentent de faire croire que les doses d'additifs sont si minimes qu'elles en deviennent insignifiantes. À les entendre, il n'y aurait vraiment pas de quoi s'attarder sur le sujet. Et encore moins de quoi s'inquiéter.

Soyons très clair : il n'y a pas de dose si minime qu'elle en devienne insignifiante. Cela n'existe pas ! Certes, la dose peut *a priori* sembler minime dans tel ou tel produit industriel, mais là n'est pas le plus important. Prenons le cas des colorants très souvent de synthèse et dont beaucoup ont largement de quoi susciter les craintes et les hantises des consommateurs : tartrazine (E102), azorubine (E122),), érythrosine (E127), bleu brillant FCF (E133)... Peut-être que tel produit alimentaire ne contient qu'une dose « minime » de tel ou tel colorant chimique. Mais si le consommateur mange chaque jour ce même produit pendant une semaine, deux semaines, un mois, des années, la dose accumulée n'est plus minime du tout. Répétées jour après jour pendant de longues périodes, ces doses « minimes » accumulées dans l'organisme jour après jour, semaine après semaine, mois après mois et année après année peuvent présenter des risques réels pour la santé. Des risques parfois très insidieux, certes. Mais des risques qui sont parfois irréversibles : hyperactivité chez l'enfant, réactions allergiques, problèmes respiratoires, cancers...

Comme l'effet cocktail évoqué ci-après, l'effet d'accumulation dans l'organisme, pourtant irréfutable, reste souvent nié par les industriels et trop peu pris en compte par les instances (internationales, européennes ou nationales) qui sont pourtant censées assurer la protection du consommateur.

Un « effet cocktail » négligé ou nié par l'industrie

Il y a donc quelques dizaines d'années que la chimie s'est invitée de force dans notre alimentation quotidienne. Et par conséquent dans nos assiettes. Ce qui fait qu'à l'heure actuelle, chaque jour, nous consommons de plus en plus d'additifs alimentaires dont les actions conjuguées ou cumulées n'ont jamais été réellement testées. Ce n'est que très récemment en effet que l'on a découvert ce que l'on appelle désormais « l'effet cocktail » de ces additifs et que l'on s'interroge sur les risques potentiels ou avérés directement liés à l'ingestion simultanée de différents additifs dans notre organisme.

Chaque jour, et parfois à notre insu, nous ingurgitons des dizaines d'additifs alimentaires différents. Ceux-ci sont bien entendu présents en masse dans les aliments transformés par l'industrie agroalimentaire, mais ils le sont aussi dans ce que l'on nomme parfois les « aliments bruts » tels que le pain ou le beurre.

Aujourd'hui, les effets combinés de toutes ces substances qui sont ingérées en même temps sont encore largement méconnus. Les industriels du secteur tentent de nier cet effet cocktail, ou, en tout cas, d'en minimiser l'importance. De leur côté, trop souvent noyautés ou sensibles aux sirènes des industriels, les organismes en charge des règlementations n'en tiennent que modérément compte et se contentent de fixer des doses maximales d'additifs dans les produits alimentaires.

Pourtant, certains additifs jugés inoffensifs lorsqu'ils sont pris isolément deviennent toxiques lorsqu'ils sont combinés à d'autres molécules. De plus, un additif nocif peut voir sa dangerosité démultipliée lorsqu'il est absorbé dans l'organisme en même temps que d'autres substances. En la matière, les études indépendantes et les exemples concrets ne cessent de s'accumuler.

Ainsi, des chercheurs britanniques de l'Université de Southampton ont clairement démontré que la combinaison de certains additifs a un important impact négatif sur le comportement des enfants. Baptisée « Food additives and hyperactive behaviour in 3-year-old and 8/9-year-old children in the community » et publiée dans la revue médicale *The Lancet* en novembre 2007, leur très sérieuse étude a montré que la combinaison des benzoates (des conservateurs chimiques listés E210 à E213) et de certains colorants de synthèse (tartrazine E102, jaune de quinoléine E104, jaune orange sunset E110, azorubine E122, rouge cochenille A E124 et rouge allura AC E129) provoque des troubles de l'attention chez les enfants ayant des prédispositions à l'hyperactivité.

D'autres chercheurs britanniques ont mené une étude rigoureuse, étalée sur trois années, et dirigée par l'éminent toxicologue Vyvyan Howard, de l'Université d'anatomie et de biologie cellulaire de Liverpool. Réalisée en 2005, cette étude portait sur les interactions de quatre additifs alimentaires :

le jaune de quinoléine (E104), le bleu brillant (E133), le glutamate de sodium (E621) et l'aspartame (E951). Leur première conclusion est que ces 4 additifs sont, à titre individuel et sans exception, de redoutables inhibiteurs du développement des cellules nerveuses. Leur seconde conclusion est que leur combinaison démultiplie dangereusement leur toxicité. Ainsi par exemple, la combinaison de l'aspartame (E951) et du jaune de quinoléine (E104) multiplie la toxicité sur les cellules nerveuses par 7 !

Bien qu'elle date de quelques années, cette étude britannique est probablement l'une des plus intéressantes. Elle montre de manière scientifique et irréfutable que la toxicité des additifs ingérés par le consommateur ne se résume pas à la somme additionnelle des toxicités individuelles de chaque substance. Il s'agit plutôt d'une inquiétante démultiplication des toxicités.

Une dose journalière admissible

Né en 1909 à Pouzauges (France), le Professeur Truhaut est aussi l'un des grands noms qui ne manquent jamais d'apparaître dès que l'on évoque les additifs alimentaires. Pharmacien et licencié ès Sciences, il passe pour être l'un des pionniers de la cancérologie dans l'Hexagone. Agrégé de toxicologie peu après la fin de la Seconde Guerre mondiale, il intègre diverses instances nationales ou internationales et est l'auteur de fort nombreuses publications. Mais, dans le domaine plus spécifique des additifs alimentaires, il est surtout connu pour être à l'origine de la notion de dose journalière admissible (DJA).

Les additifs pour lesquels une toxicité a pu être démontrée (lors de tests menés sur des animaux de laboratoire) se voient attribuer une dose journalière admissible. Comme s'il pouvait être « admissible » d'ingurgiter des additifs dangereux pour la santé ! Quoiqu'il en soit, cette DJA représente la dose qu'un individu de 60 kilos peut en principe ingérer chaque jour « sans risque pour sa santé ». Exprimée en milligrammes par kilo de poids corporel et par jour (mg/kg/j), elle est censée garantir à chaque consommateur une absence d'effets indésirables. Même en tenant compte d'une absorption quotidienne. Même en tenant compte d'une absorption à moyen ou long terme.

Comment calculer « votre » dose journalière admissible ?

Le calcul de base de la dose journalière admissible (DJA) se base sur un poids corporel de 60 kilos. Mais tout le monde n'arrête pas l'aiguille de la balance sur ce chiffre-là.

Prenons un exemple : si vous pesez 70 kilos et qu'une DJA de 10 mg/kg/jour est attribuée à un additif alimentaire (c'est, entre autres, la DJA du jaune de quinoléine – E104), vous ne devrez pas dépasser une DJA de 10 mg x 70 kg = 700 mg de cet additif, par jour. Soit 0,7 g/jour.

Pour déterminer la dose journalière admissible d'un additif, le processus général est le suivant : on cherche le point à partir duquel l'additif en question n'a plus de toxicité, le point à partir duquel il ne se comporte plus comme un poison pour l'organisme. Si une DJA n'est pas officiellement déterminée, c'est parce que l'additif concerné est considéré comme étant inoffensif. Ce qui laisse alors toute latitude au fabricant pour l'utiliser dans ses productions « aux doses qu'il juge nécessaire pour aboutir à l'effet technologique recherché ».

Cela dit, aucune DJA n'est fixée indéfiniment. En 2010, l'EFSA dont on a parlé précédemment a entrepris une réévaluation de l'ensemble des additifs. Celle-ci est fort longue et s'étend sur de nombreuses années. Elle est d'ailleurs loin d'être terminée. Aujourd'hui, tous les additifs n'ont pas encore été réévalués et, par voie de conséquence, leur éventuelle dose journalière admissible non plus.

Les lacunes de la DJA

Bien sûr, en fonction de la rigueur scientifique avec laquelle elle sera menée, cette réévaluation peut être une bonne chose pour le consommateur, mais la notion même de DJA reste tout de même très lacunaire.

En effet, la dose journalière admissible ne porte que sur un produit et non pas sur l'ensemble d'une collation, d'un grignotage ou d'un repas. Il est impossible pour le consommateur de déterminer la quantité exacte de tel ou tel additif ingurgitée au cours d'un repas. Il faudrait pour cela prendre en considération les proportions de chaque ingrédient. Tenir compte de chaque bouchée avalée. Et savoir quels additifs sont présents, et dans quelles proportions exactes, dans les divers ingrédients du repas. Dans la pratique, c'est totalement impossible. Complètement irréaliste. Et c'est bien là que réside la plus grande lacune de la dose journalière admissible qui n'est jamais qu'une mesure protectrice en trompe-l'œil. Une de plus !

La deuxième lacune de la DJA se rapporte à l'étiquetage des produits : en principe, tous les additifs alimentaires doivent figurer dans la liste des ingrédients. En principe... La réalité est cependant bien différente et il est très rare que tous les additifs intégrés dans un produit soient portés à la connaissance du consommateur. Les fabricants ne sont en effet pas légalement tenus de mentionner les additifs qui sont utilisés en tant que supports, ni ceux qui entrent dans la composition d'un sous-produit. C'est, parmi d'autres exemples, le cas des additifs présents dans les petites pépites de chocolat qui « enrichissent » certains cookies ou biscuits. Il est donc impossible pour le consommateur de savoir exactement ce qu'il mange et encore moins de calculer de manière fiable et précise les doses journalières admissibles des divers additifs qu'il ingurgite parfois à son insu.

La troisième grande lacune de la dose journalière admissible se rapporte au type de consommateur. Car la DJA est calculée de manière globale et ne tient absolument pas compte du fait que chaque individu, chaque consommateur est unique. Tel individu réagira d'une certaine manière à telle ou telle substance alors que telle autre personne pourra réagir de manière très différente. La DJA ne tient donc pas compte, par exemple, des personnes qui présentent une sensibilité particulière (celles qui présentent un terrain allergique favorable, notamment). Mais elle ne tient pas non plus compte d'une catégorie de consommateurs particulièrement fragiles : les enfants. Ceux-ci consomment autant d'additifs que les adultes. Et parfois beaucoup plus. À grands coups de confiseries, de sirops, de céréales, de sodas... industriels. Chez les plus jeunes enfants, dont le poids ne dépasse pas une trentaine de kilos, la DJA relative aux colorants (très présents dans les produits alimentaires prioritairement destinés aux enfants) est dépassée de manière régulière, si ce n'est systématique.

Additifs nanoparticules et DJA : le vide absolu

Autre lacune majeure : la dose journalière admissible ne se rapporte jamais aux additifs nanoparticules. Pour rappel, les nanomatériaux sont des particules minuscules dont la taille est très nettement inférieure à celle d'une cellule humaine.

Il y a quelques années, la Commission européenne s'est contentée de publier une simple... recommandation de définition des nanomatériaux. Difficile de moins s'engager sur un terrain particulièrement polémique et qui gêne profondément le secteur industriel, toutes branches confondues. Pour la Commission européenne, un nanomatériau (et donc un additif nanoparticule) est « un matériau naturel, formé accidentellement ou manufacturé, contenant des particules libres, sous forme d'agrégat ou sous forme d'agglomérat, dont au moins 50 % des particules, dans la répartition numérique par taille, présentent une ou plusieurs dimensions externes se situant entre 1 nanomètre et 100 nanomètres ».

Cette définition est donc basée exclusivement sur la taille des particules qui constituent le matériau. Tous les autres facteurs pertinents, dont les considérations relatives aux risques que les nanoparticules peuvent présenter, sont donc sciemment passés sous un prudent silence. La conclusion est évidente : puisque les dangers éventuels sur la santé humaine n'entrent pas ici en ligne de compte, aucune dose journalière admissible relative aux additifs nanoparticules n'existe à l'heure actuelle.

Que conclure ?

Devenus incontournables dans l'alimentation, les additifs – sous forme de nanoparticules ou pas – sont partout. Il n'y a quasiment pas un produit alimentaire qui leur échappe. Face aux agissements de l'industrie, face aussi au manque de connaissances sur les effets réels de nombreux additifs sur la santé, face encore à des législations d'une rare complaisance, le consommateur se trouve bien désarmé. Et il a de plus en plus souvent l'impression que la préservation de sa santé passe loin derrière les objectifs financiers du monde industriel.

La seule chose que le consommateur avisé est en mesure de faire, c'est de limiter autant que faire se peut la consommation – et la surconsommation – d'additifs. Et surtout celle de ceux qui sont, aujourd'hui déjà, clairement classés dans la catégorie des substances toxiques par les experts compétents et indépendants. Pour ce faire, deux grandes lignes de conduite sont à respecter : d'une part, privilégier des produits de meilleure qualité sanitaire, gustative et nutritionnelle plutôt que les produits « premier prix » et « *low cost* » et, d'autre part, tenter de décrypter les emballages de chaque produit consommé.

Additifs alimentaires : les débusquer, les éviter

Un nombre toujours croissant de consommateurs montrent une légitime inquiétude par rapport à la qualité de leur alimentation quotidienne. Et donc par rapport à leur santé. Non seulement, ils se sentent complètement perdus face à l'amoncellement de produits alimentaires qui s'alignent dans les rayons des magasins et des grandes surfaces, mais ils se sentent aussi désemparés face à la complexité des emballages et des listes d'ingrédients. Et complètement piégés par des industriels qui ne semblent pas toujours avoir la qualité de leurs productions, le respect du consommateur et la transparence pour principales priorités.

Conséquence logique : les questions flottent donc, parfois angoissantes, au-dessus des caddies... Comment repérer les additifs alimentaires ? Comment débusquer les plus dangereux d'entre eux ? Comment bien interpréter les emballages des produits ? Et comment éviter autant que possible les substances les plus toxiques ?

Être bien informé, avoir la volonté de changer

Aujourd'hui, de plus en plus de consommateurs sont à la recherche d'informations sérieuses et objectives concernant les produits alimentaires qu'ils entassent dans leurs caddies et les aliments qui garnissent leurs assiettes quotidiennes. Ils sont aussi de plus en plus nombreux à se rendre enfin compte que cette information doit être indépendante des industriels du secteur et de leurs puissants lobbies. Ils se rendent encore compte que, largement teintée de nombreux conflits d'intérêts, la « caution » apportée par certains organismes publics censés veiller à la sécurité alimentaire et à la santé des citoyens est souvent loin d'être une garantie. En un mot comme en cent, ces consommateurs avisés en ont plus qu'assez d'être pris pour des pigeons au moment de passer à la caisse et pour des cobayes au moment de se mettre à table.

L'information la plus fiable se rapportant aux additifs alimentaires passe donc par d'autres canaux. Entre autres, par les études réalisées par des scientifiques reconnus, menées en toute indépendance par rapport à l'industrie. Certes, il faut prendre le temps de dénicher ces précieuses informations. Il faut prendre le temps de les lire. Cela peut sembler long. Ou fastidieux. Mais jamais inutile ! Bonne nouvelle : ces informations pertinentes existent.

Leur recherche et leur lecture constituent la première étape, incontournable, vers une alimentation plus saine. Une alimentation moins dangereuse pour la santé.

Deuxième étape... Pour importante qu'elle soit, une information objective, indépendante et fiable ne fait pas tout. C'est bien d'être enfin correctement informé. C'est essentiel. Indispensable. Et légitime. Encore faut-il que cette bonne information soit suivie par des actes concrets réalisés au quotidien. Et donc par une modification parfois en profondeur des (mauvaises) habitudes d'achat et d'alimentation.

Insurmontable, ce profond changement d'habitudes ? Pas vraiment ! À condition, bien entendu, d'avoir la volonté de ne plus se laisser abuser par les productions alimentaires de masse. De ne plus se laisser berner par des emballages trompeurs, des publicités soigneusement étudiées et des prix « plancher » qui sont souvent encore beaucoup trop élevés par rapport à la qualité réelle des produits. À condition, encore, d'avoir la volonté de manger plus sainement. De mettre sa santé, celle de sa famille et de ses enfants en tête des priorités.

Il suffit parfois de balayer un rayon du regard, de déplacer son bras de quelques centimètres pour passer d'un ingrédient industriel tout à fait médiocre à un produit alimentaire de bien meilleure qualité. Un exemple concret ? Au hasard, prenons le jambon... Quel est l'intérêt gustatif et nutritionnel d'acheter un jambon qui arbore une couleur rosâtre improbable, exclusivement due à des colorants, et qui est en outre gonflé au polyphosphate (E452), un agent de rétention d'eau qui permet d'alourdir le produit à peu de frais ? Combien y a-t-il réellement de jambon dans un tel produit vendu à bas coût et qui, souvent, présente la consistance du plastique ou la texture du carton ? 10 % ? 15 % ? Certes, ce produit industriel figurera parmi les « premiers prix » et, en tout cas, parmi les produits alimentaires « *low cost* ». Mais cela fait tout de même très cher, trop cher !, pour un produit qui n'a que la vague apparence du jambon et qui reste majoritairement un concentré d'additifs chimiques et d'eau. Alors qu'il suffit, dans bien des cas, de se déplacer d'un pas ou deux, de prendre le temps de regarder le rayon des charcuteries, pour trouver d'autres produits qui, eux au moins, tiennent un peu plus du « vrai » jambon.

Quelques règles de base pour de meilleurs achats

Pour faciliter la vie de chaque consommateur et l'aider à effectuer de meilleurs achats alimentaires, quelques règles de base, simples règles de bon sens, sont à suivre.

Ne jamais acheter un produit alimentaire

- qui **renferme plus de quatre ou cinq additifs** au grand maximum. Cela permet de limiter, même un peu, la consommation d'additifs. Et donc de réduire les risques et les éventuels problèmes de santé.
- qui **comporte**, même soigneusement camouflée, **une mention de dangerosité sur son emballage**. Par exemple : « peut causer… ». Ou « à éviter chez la femme enceinte, celle qui allaite ou les plus jeunes enfants ». Si la santé des consommateurs était vraiment prise en considération, un produit alimentaire portant une quelconque mention de dangerosité devrait même être interdit à la vente.
- **contenant des colorants** (E100 à E180, actuellement) **pour les enfants**. Ils font partie des consommateurs les plus fragiles et les colorants, souvent de synthèse, peuvent engendrer bien des problèmes de santé : allergies, hyperactivité, troubles de la concentration…
- qui **inclut un édulcorant de synthèse**. Et surtout pas si le produit est également consommé par des enfants, pour les mêmes raisons que celles évoquées ci-dessus.
- **trafiqué par des exhausteurs de goût**. En quoi est-ce intéressant ou valorisant d'acheter un mauvais produit qui a besoin d'un exhausteur de goût pour se donner une vague illusion de saveur, alors qu'il existe tant d'autres produits qui ont naturellement du goût par eux-mêmes ?

Le casse-tête de l'étiquetage et des listes d'ingrédients

L'investigation s'annonce difficile. L'enquête risque d'être laborieuse. Les recherches seront à coup sûr émaillées de nombreux pièges. C'est ici que commence un véritable jeu de piste.

Il ne faut pas se leurrer : les fabricants de produits alimentaires industriels préfèrent affubler leurs emballages d'images flatteuses plutôt que de fournir clairement des informations complètes, précises, fiables et compréhensibles aux consommateurs. À leurs clients. Ce n'est pas un hasard si les listes d'ingrédients sont écrites en caractères si petits qu'elles découragent la majorité des personnes. Ce n'est pas un hasard non plus si l'énoncé des ingrédients est tellement codé et comporte tant de noms scientifiques compliqués qu'il en devient totalement incompréhensible pour le consommateur lambda. Soyons clair : si les industriels sont dans l'impossibilité de se soustraire à l'obligation de fournir une liste d'ingrédients pour leurs produits, celle-ci n'est pas conçue pour être lue – et surtout pas pour être comprise ! – par le commun des mortels.

La bonne nouvelle dans tout cela, c'est qu'à de rares exceptions près, chaque produit alimentaire doit comporter une liste d'ingrédients.

La liste des ingrédients : les exceptions

L'étiquetage des aliments est obligatoire sur l'emballage de toutes les denrées alimentaires. À quelques notables exceptions près :

- les fruits et les légumes frais,
- les fromages,
- la crème fermentée,
- les eaux gazéifiées,
- les spiritueux,
- les produits qui ne comportent qu'un seul ingrédient (à la condition que la dénomination de vente soit identique au nom de l'ingrédient ou, au moins, permette de déterminer précisément la nature de cet ingrédient),

- les denrées de première nécessité tels que le pain. À noter que le lait d'origine animale, qui est pourtant loin d'être un ingrédient de première nécessité, est repris dans cette catégorie. Par contre, en sont exclus les spécialités laitières à tartiner, les pains de mie et le beurre allégé qui sont des produits alimentaires transformés.

Pour d'autres aliments la liste d'ingrédients n'est pas obligatoire :

- les soupes, pizzas et plats à emporter ou à se faire livrer à domicile,
- les chocolats et macarons vendus par les chocolatiers,
- les glaces à emporter vendues chez les glaciers...

Un manquement qui peut susciter des problèmes de santé, notamment chez les personnes souffrant d'une intolérance ou d'une allergie alimentaire. Cela dit, les commerçants concernés (y compris les fast-foods qui ne sont pas tenus d'afficher la liste des ingrédients de leurs différents produits) sont tenus d'informer correctement et complètement leurs clients si ceux-ci en font la légitime demande.

L'étiquetage des aliments doit répondre à diverses règlementations. Plusieurs cas de figure sont à envisager. Selon la Direction générale de la concurrence, de la consommation et de la répression des fraudes (DGCCRF), il existe deux grandes possibilités.

◆ L'étiquetage des denrées alimentaires préemballées

Une denrée alimentaire préemballée est un produit constitué par une denrée alimentaire et l'emballage dans lequel elle a été conditionnée avant sa présentation à la vente.

Deux règles principales doivent être respectées.

D'une part, l'étiquetage doit faire figurer diverses informations qui renseignent objectivement le consommateur. En France, elles doivent être rédigées au moins en français.

D'autre part, l'étiquetage doit être loyal et précis, il ne doit pas induire le consommateur en erreur (composition du produit, origine...).

Plusieurs mentions obligatoires doivent figurer sur les produits préemballés :

◊ la dénomination de vente qui définit le produit,

◊ l'origine (en France, l'indication de l'origine des viandes préemballées des espèces porcines, ovines, caprines et de volaille est obligatoire. Les lieux d'élevage et d'abattage doivent être portés à la connaissance du consommateur),

◊ la liste des ingrédients mis en œuvre par ordre d'importance décroissante (y compris les arômes et les additifs, avec une mise en évidence des ingrédients allergènes),

◊ la quantité de certains ingrédients, la quantité nette du produit en volume (pour un produit liquide, l'indication du poids net égoutté doit aussi être mentionnée) ou en masse (pour les autres produits),

◊ la date limite de consommation (DLC) pour les denrées périssables (« à consommer jusqu'au... ») ou la date de durabilité minimale (DDM) pour les conserves (« à consommer de préférence avant le... »),

◊ le titre alcoolémique acquis pour les boissons titrant plus de 1,2 % d'alcool en volume,

◊ l'identification de l'entreprise sous le nom de laquelle le produit est commercialisé,

◊ le numéro du lot de fabrication,

◊ le mode d'emploi si nécessaire,

◊ la déclaration nutritionnelle (cette dernière mention a été rendue obligatoire dès le 13 décembre 2016),

◊ d'autres mentions ou expressions sont aussi réglementées : biologique, pur, campagne, fermier, paysan, artisanal, maison (ou fait maison), à l'ancienne, traditionnel, naturel, de terroir.

◆ L'étiquetage des denrées alimentaires non préemballées

Les denrées non préemballées sont présentées à la vente en vrac ou non empaquetées. C'est-à-dire présentées sans emballage à la vente et emballées à la demande du client au moment de l'achat (fruits et légumes en vrac, pâtisseries non emballées...) ou préemballées en vue de la vente immédiate. Une affichette ou un écriteau doit être placé à proximité du produit en mentionnant la dénomination de vente, la présence d'allergènes, l'état physique du produit (décongelé...) et le prix de vente (à la pièce et/ou au poids selon les cas).

Et les additifs alimentaires, dans tout cela ?

Dans le cas des marchandises préemballées, des conserves, des surgelés..., ils sont toujours inclus dans la liste des ingrédients des aliments auxquels ils sont ajoutés. L'étiquetage doit mentionner la fonction de l'additif (conservateur, colorant...) et la substance spécifique utilisée. Celle-ci peut apparaître sous la forme du code européen (Exxx) ou sous son nom. Au sein d'une même liste d'ingrédients, il est donc possible de retrouver indifférement les deux types de dénominations pour les additifs.

Des additifs sans référence européenne

Le jeu de piste se complique encore lorsque l'on s'aperçoit qu'il existe certaines substances utilisées comme additifs alimentaires qui ne sont pas reprises au Codex européen et n'ont donc pas de référence Exxx.

C'est le cas :

- du dextrose (parfois dérivé d'OGM, il peut être utilisé comme édulcorant),
- des graisses végétales (souvent d'origine non mentionnée) et hydrogénées (donc mauvaises pour la santé),
- de l'huile de palme (qui peut être d'origine OGM, qui pose de graves problèmes écologiques et environnementaux et qui présente des risques pour la santé, notamment *via* des troubles cardiovasculaires),
- des fibres végétales (dont l'origine est rarement mentionnée),

- du lactose (parfois appelé « sucre de lait », c'est un glucide présent dans le lait qui peut susciter l'addiction à certains fromages, desserts lactés... Le lactose est souvent dérivé du lait d'animaux nourris aux OGM),
- de la lécithine de soja (parfois reprise sous le code E322 dans un très grand nombre de produits alimentaires alors que la consommation excessive de soja peut poser des problèmes de santé),
- et la gomme de base (dont la teneur exacte est souvent classée « secret défense » par les industriels. Dans le doute, il est prudent d'éviter les produits - dont les chewing-gums - qui en contiennent).

Les fabricants n'hésitent jamais à semer la plus totale confusion dans l'esprit des consommateurs. Certes, on ne peut pas leur reprocher de délivrer sciemment des fausses informations. Pas plus qu'ils ne contreviennent à aucune règlementation. Mais, en matière d'étiquetage et d'information du consommateur, leurs agissements sont pour le moins indélicats. Ainsi, en fonction de l'avancement des recherches en la matière et de l'actualité, il peut arriver que tel ou tel additif alimentaire commence à avoir très mauvaise presse. Si, dans les reportages à la télévision, sur les plus sérieux sites Internet ou dans les articles de la presse écrite, cet additif est souvent mentionné sous sa référence européenne (Exxx), la plupart des fabricants s'empresseront de faire disparaître cette référence de la liste des ingrédients pour la remplacer par le nom – nettement moins connu, dans ce cas – de l'additif. À l'inverse, si c'est le nom de l'additif qui est principalement mentionné dans les reportages et la presse, les fabricants procéderont à l'inverse : ils supprimeront le nom des listes d'ingrédients pour le remplacer par la référence européenne. Illégal ? Pas du tout. Mais ce genre de tour de passe-passe, qui ne fait rien pour redorer le blason déjà bien terni des industriels du secteur, a avant tout pour objectif de brouiller les pistes et de perdre le consommateur. Le but étant qu'il ne s'aperçoive pas que tel ou tel additif, de plus en plus controversé, voire déclaré toxique, reste largement utilisé.

Un autre point mérite aussi d'être souligné. Dans l'état actuel des règlementations, les fabricants ne sont malheureusement pas obligés de mentionner dans la liste des ingrédients les additifs qui sont utilisés pour la fabrication des sous-ingrédients. À ce sujet, l'exemple des lasagnes industrielles est emblématique... Aucun additif utilisé pour la confection de la sauce béchamel n'a l'obligation d'être explicitement mentionné dans la liste des ingrédients. Pourtant, divers additifs entrent bel et bien dans la composition de cette sauce. Mais ils ne sont pas portés à la connaissance des consommateurs. Dans ce contexte, la notion de dose journalière admissible (DJA) devient opaque. Aucun client n'est alors en mesure de la calculer au quotidien.

Dans le même ordre d'idées, les additifs utilisés comme supports d'autres additifs ou substances n'ont pas besoin, eux non plus, d'être explicitement mentionnés. Or, de très nombreux additifs (et pas toujours les plus innocents !) peuvent être utilisés comme « auxiliaires technologiques ». Profitant des failles de règlementations taillées sur mesure pour eux, les industriels de l'agroalimentaire se contentent d'inscrire uniquement les additifs qui sont utilisés comme tels. Trompant ainsi, en toute légalité, les consommateurs qui ont de plus en plus de mal à identifier clairement un produit alimentaire exempt d'additifs potentiellement toxiques et dangereux pour la santé.

Attention aux mentions-pièges !

Ne manquant jamais d'imagination dans ce domaine, les industriels de l'agroalimentaire inventent sans cesse de nouvelles mentions qu'ils inscrivent, bien en évidence, sur les emballages de leurs produits. En tout cas, elles sont écrites beaucoup plus visiblement et lisiblement que les listes d'ingrédients !

Même si elles peuvent *a priori* paraître tentantes, alléchantes ou rassurantes, nombre de ces mentions ne sont que des pièges qu'il convient de déjouer pour préserver sa santé. Quelques exemples...

- La mention « sans conservateurs » garantit l'absence de conservateurs dans le produit. Sauf si certains ont été utilisés dans un sous-produit ou comme supports. Mais cette mention ne garantit absolument pas l'absence d'autres additifs, et notamment des antioxydants qui sont aussi des conservateurs. Pas dans le sens règlementaire, mais bien sur le plan technologique. Plusieurs de ces antioxydants sont sujets à caution. C'est entre autres le cas du butylhydroxyanisol BHA (E320) utilisé en boulangerie industrielle, dans les chewing-gums, les flocons de pommes de terre ou les barres chocolatées, ou du butylhydroxytoluène BHT (E321) utilisé dans les gâteaux et biscuits industriels, les céréales, les confiseries…

- La mention « sans colorants artificiels » garantit qu'aucun colorant de synthèse n'a été utilisé. Par contre, cette mention n'offre aucune garantie quant à l'utilisation par le fabricant d'autres colorants d'origine minérale, dont plusieurs posent question. Comme, par exemple, le colorant gris minéral E173 qui contient de l'aluminium et qui peut entrer dans la composition de décorations pour pâtisseries industrielles ou dans l'enrobage de confiseries.
- La mention « 0 % de sucre » (ainsi que les autres mentions similaires telles que « light », « zéro », « sans sucre »…) n'indique qu'une seule chose : le fabricant n'a pas utilisé de sucre classique. Par contre, cela ne signifie pas qu'il n'a pas employé un quelconque édulcorant de synthèse. Et l'on sait pertinemment que la plupart d'entre eux sont, à l'instar de l'aspartame (E951) par exemple, fortement soupçonnés de toxicité.
- La mention « sans exhausteurs de goût » indique que le fabricant n'a pas utilisé d'exhausteur de goût au sens règlementaire du terme. Par contre, il a pu employer des extraits de levures qui sont certes naturels mais qui, pour nombre d'entre eux, sont très riches en glutamate. Ce qui est loin d'être une bonne nouvelle pour la santé.

Toutes ces mentions ne fournissent qu'une très vague information quant à la composition réelle du produit. Par contre, ce sont des arguments marketing très tendancieux dont les fabricants usent et abusent pour… désorienter le consommateur et orienter ses choix.

Bio or not bio ?

Tout le monde sait que, avec la permaculture, l'agriculture biologique est la seule méthode culturale à ne pas utiliser de produits de synthèse (pesticides, herbicides...) et d'engrais chimiques. Mais ce que l'on sait moins, c'est que l'alimentation biologique suit la même philosophie en limitant drastiquement l'utilisation d'additifs. Certes, en version bio, l'alimentation autorise tout de même certains additifs, mais il existe toutefois de grandes nuances par rapport aux produits alimentaires conventionnels. Des nuances qui font toute la différence et qui permettent au bio de se positionner comme une véritable alternative à toute la nourriture industrielle.

L'alimentation bio en plein « boom » !

Pas de doute : le bio a la forme ! La grande forme ! Ce qui confirme, si besoin était, que l'engouement pour les produits alimentaires bio tient plus du puissant mouvement de fond que de la futile mode passagère.

Sur base des derniers chiffres connus, qui se rapportent à l'année 2016, le développement des ventes de fruits, de légumes et de produits d'épicerie bio dans le circuit des grandes et moyennes surfaces (GMS) a permis de conforter une part de marché s'élevant à 45 %, juste devant la distribution spécialisée bio (37 %), la vente directe du producteur au consommateur (circuit court : 13 %) et les artisans ou commerçants (5 %).

Cela étant, c'est bien la distribution spécialisée bio qui reste de loin le circuit le plus dynamique, avec un taux de croissance de l'ordre de 24 %. L'ouverture de nouveaux magasins, la croissance de leur fréquentation et l'augmentation du panier moyen ne sont pas étrangères à cette formidable croissance.

D'une manière générale, dans le domaine du bio, les fruits et légumes frais enregistrent une progression de 33 % par rapport à 2015, tandis que l'épicerie affiche une progression de 24 % dans le même temps. Plus spécifiquement, c'est le rayon de l'épicerie sèche qui se montre le plus dynamique grâce au succès du vrac (céréales bio pour le petit déjeuner, céréales bio d'accompagnement…).

Le rayon de la mer est également en forte croissance grâce, entre autres, au développement de la consommation de poissons d'élevage labellisés bio (notamment des produits fumés tels que la truite ou le saumon). La viande bio n'est pas en reste et connaît aussi une croissance rapide. Les rayons de découpe devant le consommateur dans les circuits spécialisés bio ne sont pas étrangers à ce succès.

Globalement, la valeur des achats de produits alimentaires issus de l'agriculture biologique a été estimée en 2016 à 7147 millions d'euros, bien loin devant les 5919 millions d'euros de 2015.

Première bonne nouvelle : alors que l'alimentation industrielle peut contenir plusieurs centaines d'additifs tour à tour jugés inoffensifs dans l'état actuel des connaissances, douteux ou fortement soupçonnés de toxicité, le bio n'en autorise qu'une petite cinquantaine environ. La différence est donc énorme et représente une réelle valeur ajoutée pour le consommateur.

Seconde bonne nouvelle : alors que l'alimentation industrielle privilégie essentiellement les additifs chimiques, la majorité de ceux autorisés en bio sont d'origine naturelle ou agricole.

En alimentation biologique, seuls sont autorisés les additifs qui se montrent indispensables à la préparation et/ou à la conservation de certains aliments transformés. Dans les « principes spécifiques applicables en matière de transformation des denrées alimentaires biologiques », il est explicitement mentionné que sont exclues « … les substances et méthodes de transformation susceptibles d'induire en erreur sur la véritable nature du produit… ».

Il n'est dès lors pas étonnant de constater que, en alimentation de qualité biologique, plusieurs grandes catégories d'additifs sont purement et simplement interdites : les colorants ou les exhausteurs de goût issus de la chimie, notamment. Mais pas seulement ! Tous les additifs contenant de l'aluminium sont formellement interdits.

Des édulcorants sont-ils autorisés dans l'alimentation bio ?

D'une manière générale, les édulcorants – et surtout ceux que l'on appelle les « édulcorants intenses » – ne sont pas autorisés dans la filière alimentaire biologique. Il y a quelques années, en 2012, la question s'est posée d'autoriser ou pas les glycosides de stéviol (E960, que l'on trouve entre autres dans des yaourts édulcorés et des boissons dites « lights » non-bio) issus de la plante stévia.

Comme c'est le cas pour l'alimentation conventionnelle, la Commission européenne a demandé un avis à un comité d'experts (Expert Group for Technical advice on Organic Production – EGTOP) avant l'ajout de nouveaux additifs dans la liste autorisée. Ces experts n'ont pas préconisé l'utilisation des glycosides de stéviol en tant qu'additifs en raison du processus technique permettant leur isolement, processus qui semble poser problème.

Quelques additifs douteux en bio ?

Tout cela étant précisé, encore faut-il mentionner le fait que certains additifs autorisés en bio, dans des circonstances précises, sont sujets à caution. Ils ne sont heureusement qu'une petite poignée.

- ◊ Le dioxyde de soufre (E220) : ce conservateur de synthèse peut se retrouver dans des bières et des vins, dans des boissons gazeuses, dans de la moutarde, des cornichons, du vinaigre, des flocons de pommes de terre, des yaourts et des cakes aux fruits, des céréales, du lait et du café en poudre…
- ◊ Le métabisulfite de potassium (E224) : comme l'additif précédent, ce conservateur de synthèse peut se retrouver dans des bières et des vins, dans de la moutarde, des cornichons, du vinaigre, des flocons de pommes de terre, des yaourts et des cakes aux fruits…
- ◊ Le nitrite de sodium (E250) : il s'agit d'un autre conservateur de synthèse. On peut le retrouver dans des salaisons, charcuteries et autres viandes en conserve.

◊ Le nitrate de potassium (E252) : encore un conservateur de synthèse. Comme le précédent, il peut se retrouver dans des salaisons, charcuteries et autres viandes en conserve.

◊ Les orthophosphates de calcium (E341) : cet acidifiant peut se retrouver dans des pâtisseries industrielles, des sodas, des sauces, du lait UHT ou des plats cuisinés surgelés.

◊ Les carraghénanes (E407) : la famille des carraghénanes regroupe des gélifiants et des épaississants. On les retrouve dans des produits tels que les préparations pour les nourrissons, le cacao, des glaces, des desserts lactés et des confitures.

◊ L'hydroxypropylméthylcellulose (E464) : les celluloses, sous les références E460 à E469, regroupent des stabilisants, des épaississants et des émulsifiants. Elles sont susceptibles de se retrouver dans des chewing-gums, des glaces ou des fromages.

Il convient toutefois de nuancer quelque peu… L'utilisation des additifs E220 et E224 est beaucoup plus restrictive que dans l'alimentation conventionnelle. Le dioxyde de soufre (E220) est autorisé en bio seulement dans la poudre à lever pour la farine fermentante alors qu'en alimentation industrielle conventionnelle, on retrouve cet additif dans de très nombreux aliments. Quant au métabisulfite de potassium (E224), il est interdit en bio pour les aliments d'origine animale, à l'exception de l'hydromel.

Une règlementation européenne… à quelques nuances près

L'alimentation biologique est soumise à une règlementation européenne qui est en principe valable dans tous les pays membres de l'Union européenne (UE). Ainsi, par exemple, on ne retrouve dans les produits bio d'origine européenne ni colorants de synthèse, ni édulcorants chimiques, ni additifs recelant de l'aluminium.

Tous les États membres de l'UE sont tenus de respecter cette règlementation, mais certains pays n'hésitent pas à aller plus loin en faveur de la défense des consommateurs. Ainsi, si le nitrite de sodium (E250) et le nitrate de potassium (E252) sont autorisés dans certaines conditions en Union européenne (UE), ils sont interdits en Belgique et en Allemagne.

Par ailleurs, l'un des objectifs prioritaires du bio étant de se passer le plus possible de ces additifs, de nombreux programmes de recherche sont mis en place afin de trouver des alternatives efficaces. Ces programmes sont la plupart du temps pilotés par des réseaux mixtes technologiques (RMT) qui regroupent des chercheurs attachés à différents organismes (ITAP[1], INRA…) et des représentants des entreprises bio. Dans le cadre de ces ambitieux programmes, les nitrites et les nitrates font figure de priorité. La bonne nouvelle est que des alternatives réalistes, fiables et efficaces existent. La preuve : grâce à différents procédés techniques naturels, certaines entreprises commercialisent déjà des charcuteries de qualité biologique « sans nitrites et nitrates ajoutés ». Ce n'est peut-être qu'un début, mais c'est un début encourageant. Et l'on peut affirmer sans risque de se tromper que, grâce à l'alimentation biologique, la surconsommation d'additifs alimentaires n'est plus une dangereuse fatalité !

1 *Information-Technologies- Analyse environnementale - Procédés agricoles*

Les principaux additifs autorisés en bio

Sous réserve de changement, voici la liste des principaux additifs alimentaires autorisés dans la filière bio telle qu'elle a été présentée par l'organisme UFC / Que choisir.

Nom	Code UE	Famille	Produits alimentaires
Charbon végétal	E153	colorant noir	caramels, fromages de chèvre
Rocou, bixine, norbixine	E160b	colorant jaune	produits laitiers
Carbonate de calcium	E170	colorant blanc	chewing-gums, bonbons
Nitrite de sodium	E250	conservateur	viandes
Nitrate de potassium	E252	conservateur	fromages, charcuteries, viandes…
Acide lactique	E270	acidifiant, correcteur d'acidité, exhausteur de goût	pain industriel, beurre allégé, gâteaux, laitages…
Dioxyde de carbone	E290	gaz, acidifiant	boissons gazéifiées…
Acide malique	E296	acidifiant, correcteur d'acidité	fromages fondus, jus de fruits…
Acide L-ascorbique	E300	antioxydant	produits de boulangerie, plats cuisinés, conserves de poissons, conserves de légumes, charcuteries…
Extrait riche en tocophérols	E306	antioxydant	beurre allégé, margarine, biscottes, huiles…

Nom	Code UE	Famille	Produits alimentaires
Lécithine	E322	antioxydant, correcteur d'acidité	plats cuisinés, crèmes glacées, chocolat…
Acide citrique	E330	antioxydant, correcteur d'acidité	confitures, confiseries, fruits confits, beurre allégé, boissons gazeuses…
Citrate de calcium	E333	acidifiant et correcteur d'acidité	confitures, confiseries, fruits confits, beurre allégé, boissons gazeuses…
Acide tartrique	E334	antioxydant et correcteur d'acidité	confitures, pâtisseries, jus de fruits…
Tartrate de sodium	E335	antioxydant et correcteur d'acidité	confitures, pâtisseries, jus de fruits…
Tartrate de potassium	E336	stabilisant et correcteur d'acidité	confitures, pâtisseries, jus de fruits…
Orthophosphate de calcium	E341	antiagglomérant et correcteur d'acidité	plats cuisinés surgelés, lait UHT, sodas, sauces…
Acide alginique	E400	stabilisant, épaississant	préparations pour les nourrissons, desserts lactés, sauces…
Alginate de sodium	E401	stabilisant, épaississant	préparations pour les nourrissons, desserts lactés, sauces…
Alginate de potassium	E402	épaississant	préparations pour les nourrissons, desserts lactés, sauces…
Agar-agar	E406	épaississant	glaces, desserts lactés gélifiés…

Nom	Code UE	Famille	Produits alimentaires
Carraghénane	E407	stabilisant, épaississant	préparations pour les nourrissons, desserts lactés, confitures, glaces…
Farine de graines de caroube	E410	stabilisant, épaississant	fromages frais allégés, lait concentré, préparations pour les nourrissons…
Gomme de guar	E412	épaississant	plats cuisinés, sauces, crèmes, glaces…
Gomme adragante	E413	stabilisant, épaississant, agent de charge	confiseries, crèmes…
Gomme arabique	E414	stabilisant, épaississant	chocolat, sauces, confiseries, vins…
Gomme xanthane	E415	épaississant et gélifiant	sauces, glaces, desserts lactés…
Gomme karaya	E416	épaississant et agent d'enrobage	desserts lactés, sauces, nappage et enrobage de pâtisseries…
Glycérol	E422	agent de charge	soupes déshydratées, confiseries…
Pectines	E440	stabilisant, épaississant	gelées et confitures, yaourts, desserts lactés…
Carbonate de sodium	E500	antiagglomérant et correcteur d'acidité, poudre à lever	chocolat, cacao…
Carbonate de potassium	E501	stabilisant et correcteur d'acidité, poudre à lever	chocolat, cacao…

Nom	Code UE	Famille	Produits alimentaires
Carbonate d'ammonium	E503	acidifiant et correcteur d'acidité, poudre à lever	chocolat, cacao…
Chlorure de potassium	E508	stabilisant, acidifiant, gélifiant	conserves de légumes, fruits au sirop…
Chlorure de calcium	E509	antioxydant, acidifiant	sauces, crèmes…
Chlorure de magnésium	E511	agent de rétention de la couleur, affermissant et stabilisant	lait de soja (tofu…)
Sulfate de calcium	E516	correcteur d'acidité, séquestrant, affermissant	levures…
Hydroxyde de sodium	E524	correcteur d'acidité	poudres chocolatées, préparations pour les nourrissons…
Dioxyde de silicium	E551	antiagglomérant	soupes en sachets, sel de table, ail en poudre…
Argon	E938	gaz propulseur et d'emballage	emballages des aliments réfrigérés ou surgelés…
Azote	E941	gaz propulseur, gaz de conditionnement	produits laitiers…
Oxygène	E948	gaz propulseur	emballages alimentaires

Alimentation biologique industrielle : la plus grande méfiance est de mise !

Bien sûr, si elle est produite au sein de l'Union européenne, l'alimentation biologique industrielle doit suivre la même règlementation que les autres aliments bio européens. Mais cela ne fait pas tout ! La valeur nutritionnelle du bio industriel est, dans l'immense majorité des cas, beaucoup moins intéressante que celle du bio non industriel. Les ingrédients de base sont généralement de moins bonne qualité parce qu'ils sont moins chers pour l'industrie. C'est, parmi beaucoup d'autres exemples, le cas des huiles utilisées dans le bio industriel et qui ne brillent généralement pas par leur haut niveau qualitatif.

Pour préserver une véritable qualité gustative et nutritionnelle, il est préférable de se détourner du bio industriel vendu dans les grandes surfaces et de privilégier les produits biologiques (et locaux dans la mesure du possible) vendus dans les magasins spécialisés.

Quelques précieux conseils d'achat

Tout le monde s'en rend parfaitement compte : il est tout à fait impératif de limiter drastiquement la consommation d'additifs alimentaires. Pas seulement celle des additifs déjà jugés toxiques, pas seulement celle des additifs qui ne sont « que » douteux dans l'état actuel des connaissances, mais bien celle de tous les additifs. Y compris celle des additifs jugés inoffensifs car, en la matière, l'innocuité totale n'est qu'une chimère et n'existe malheureusement pas.

Si, dans ce contexte, l'alimentation de qualité artisanale et biologique reste indéniablement l'une des meilleures pistes à suivre, elle n'est cependant pas la seule. Cap, donc, sur votre grande surface préférée. Rayon par rayon, voici quelques conseils d'achat permettant de limiter la consommation d'additifs alimentaires, de manger plus sainement et d'enrichir les (vraies !) saveurs de tous les repas.

Mais avant cela, une première règle à suivre dans tous les cas, quel que soit le rayon du magasin et quel que soit le produit envisagé : tournez toujours le dos aux produits dits « lights » qui sont avant tout des amalgames « explosifs » d'additifs chimiques (édulcorants chimiques, arômes artificiels, colorants, épaississants...) dont plusieurs sont des toxiques avérés, comme en témoignent de nombreux experts aussi compétents qu'indépendants. Les produits « allégés » n'ont jamais fait maigrir personne. Par contre, du fait de la présence d'un très grand nombre d'additifs plus que douteux, ils peuvent représenter un véritable danger pour la santé.

◆ Au rayon boucherie, charcuterie, poissonnerie

La première règle à suivre est de toujours donner la préférence à la viande fraîche non cuisinée : le poulet entier, l'escalope de poulet ou de dinde, le steak de bœuf, le rôti de veau ou de porc... Le choix est assez large. En ce qui concerne la viande hachée, le bœuf haché sur place doit être privilégié car quasiment toutes les autres viandes hachées contiennent des protéines végétales et des colorants parfois très suspects. À éviter : les préparations telles que les cordons bleus ou les nuggets (sauf si ces derniers sont garantis « sans conservateur, ni arôme artificiel »). Pour éviter une trop grande absorption d'additifs alimentaires, la consommation de charcuteries doit aussi être fortement limitée (pas plus d'une à deux fois par semaine, au maximum). Lorsqu'elles sont industrielles, elles contiennent toutes des colorants, des épaississants, des conservateurs, des exhausteurs de goût, des gélifiants... qui sont loin d'être anodins. Avec ces produits, on mange moins de la « vraie » charcuterie que de dangereux cocktails d'additifs. Au rayon de la mer, le choix doit se porter sur le poisson fraîchement pêché, idéalement entier ou en filets. Quant aux coquillages et crustacés (les moules, les crevettes...), il faut les acheter « nature » et surtout pas préparés : les plats cuisinés à base de poissons et de fruits de mer (les gratins, les plats en sauce...) sont autant à éviter que le très populaire surimi qui est d'une extraordinaire richesse... en additifs. Du poisson pané ? Oui, mais à la condition qu'il soit « 100 % filet » et garanti « sans conservateur, ni arôme artificiel, ni colorant ».

◆ Au rayon traiteur

Face au rayon traiteur, il ne faut pas hésiter à prendre un raccourci sans la moindre nuance : voilà « le » rayon à éviter ! Tout juste peut-il éventuellement convenir pour un dépannage très occasionnel, mais pas plus. Qu'il s'agisse de plats en sauce, de pizzas, de quiches, de légumes farcis, de lasagnes... : peu importe ! À de trop rarissimes exceptions près, tous ces produits sont plus bourrés d'additifs les uns que les autres. Si la tentation est vraiment trop forte, ne choisir que des produits mentionnant très explicitement l'absence de colorants et de conservateurs. Mais rien ne vaut des lasagnes ou une pizza « maison », d'autant plus qu'il est désormais possible de trouver, dans les magasins les mieux achalandés, des fonds de pâte à pizza sans additifs.

◆ Au rayon fruits et légumes

Ici, la toute première règle à respecter est de privilégier les fruits et légumes de saison et, dans la mesure du possible, locaux. C'est en effet à leur pleine saison que les fruits et légumes sont les plus savoureux, les plus riches en vitamines et nutriments, mais aussi les moins chers. Que du bonheur !

La ronde des saisons

Pour nombre d'entre nous, la ronde des saisons n'est plus qu'une notion assez vague. Et peu d'entre nous savent encore dire quelle est la meilleure période pour déguster une volaille, une prune ou un chou-fleur. Petit récapitulatif de saison en saison, selon les régions...

Le printemps est la saison des produits suivants : abricot, ananas, asperge, betterave rouge, céleri branche, carotte, chou-fleur, endive, épinard, fève, fraise, framboise, kiwi, mangue, nèfle, orange, oseille, petit pois, pomme, pomelo, radis, rhubarbe...

L'été est la saison des aliments suivants : abricot, ananas, artichaut, aubergine, carotte, cassis, cerise, champignon, chou, citron, concombre, cornichon, courgette, fenouil, figue, fraise, framboise, groseille, groseille à maquereau, haricot, melon, mirabelle, mûre, myrtille, oignon, pastèque, pêche, petit pois, poivron, radis, reine-claude, rhubarbe, tomate et tomate verte…

L'automne : aubergine, banane, betterave, brocoli, cardon, cèpe, châtaigne, champignon, chou de Bruxelles, chou-fleur, chou rouge, fenouil, kiwi, mandarine, mirabelle, mûre, navet, noisette, noix, orange, pêche, poire, pois chiche, pomme, quetsche, tomate, potiron, raisin, salsifis, topinambour…

L'hiver : artichaut, asperge, banane, betterave, brocoli, cardon, chou de Bruxelles, châtaigne, citron, courge, endive, fenouil, kiwi, litchi, mandarine, orange, pamplemousse, poire, poireau…

Il ne faut jamais oublier que, contrairement au bio, la filière conventionnelle fait usage de nombreux additifs tels que des agents d'enrobage (et notamment des cires) qui sont censés donner « bonne mine » aux produits. Dans de nombreux cas, les poires et les pommes conventionnelles ont été traitées par deux agents d'enrobage, et les raisins avec des sulfites. Laver et/ou éplucher ces aliments avant leur consommation est une mesure de simple bon sens, mais elle ne suffit pas : nombre de produits de synthèse passent la barrière de la peau ou de la pelure et s'ancrent dans la chair des fruits. Et donc, en finalité, dans l'organisme du consommateur. Une petite garantie est cependant donnée par les fruits portant la mention « non traités après récolte ». Prudence aussi avec les fruits secs ! À l'exception de ceux labellisés bio, ils contiennent des sulfites et des conservateurs qui sont souvent loin d'être innocents.

◆ Au rayon boulangerie

Commençons tout de suite par une catégorie à éviter absolument : le pain de mie industriel souvent vendu sous emballage, prétranché, avec ou sans croûte. Il faut être très clair et très honnête sur le sujet : ce produit est d'une rare médiocrité, souvent fabriqué avec des graisses de très mauvaise qualité, nombre de conservateurs, d'agents de blanchiment pour lui donner une blancheur quasiment irréelle, voire des additifs à base d'aluminium dans certains cas. D'ailleurs, mieux vaut éviter le rayon boulangerie des grandes surfaces et privilégier les véritables artisans boulangers amoureux de leurs produits et respectueux de leur clientèle : il en reste encore ! Les viennoiseries industrielles ne valent pas mieux : arômes artificiels, émulsifiants, conservateurs... font partie des additifs qu'on y retrouve le plus souvent. Pour satisfaire une petite gourmandise, préférer les produits étiquetés « sans arôme artificiel, ni conservateur ». Cela aura au moins le mérite de limiter les dégâts ! Une question mérite toutefois d'être posée : faut-il encore vraiment s'arrêter devant les pains et viennoiseries industriels alors qu'une pléthore de machines à pain, de plus en plus abordables financièrement, permettent de réaliser facilement de très nombreuses variétés de pains « maison » (y compris des mini-baguettes) à l'aide d'ingrédients (farines...) judicieusement sélectionnés ?

De l'aluminium dans l'alimentation ?

Aussi aberrant et scandaleux que cela puisse être, il y a bel et bien – sous une forme ou une autre, y compris sous la forme d'additifs – de l'aluminium dans l'alimentation. On savait déjà qu'il y en avait dans de nombreux déodorants industriels, dans d'innombrables produits cosmétiques, dans les vaccins, dans le traitement de l'eau... L'alimentation industrielle n'y échappe malheureusement pas !

À l'état naturel, l'aluminium est le troisième élément le plus présent dans la croûte terrestre, juste après l'oxygène et le silicium. Il représente à peu près 8 % de la croûte terrestre. Ses propriétés physiques et chimiques en font un métal fort utilisé dans de nombreux domaines industriels : des transports aux bâtiments, de la cosmétique à la pharmacopée industrielle, du traitement de l'eau potable à l'agroalimentaire.

La principale voie d'exposition à l'aluminium est la voie orale *via* l'eau du robinet, les médicaments chimiques et l'alimentation industrielle. Selon Cancer-Environnement[1], en France, les aliments pour lesquels un vrai risque toxicologique ne peut être écarté (c'est-à-dire avec des taux

1 *www.cancer-environnement.fr*

d'aluminium >1 % pour les adultes et 2 % pour les enfants) sont, entre autres, les boissons chaudes (hors café). Industriels, les pâtes, pâtisseries et gâteaux pour les enfants sont aussi concernés. Il peut toutefois s'agir d'aliments relativement peu contaminés par l'aluminium, mais dont la consommation est très fréquente (pâtes alimentaires…). Toujours selon Cancer-Environnement, l'aluminium peut aussi se retrouver dans de nombreux produits transformés issus de l'industrie agroalimentaire. Les additifs alimentaires à base ou comportant de l'aluminium sont nombreux et sont aussi bien des colorants que des affermissants, ou encore des antiagglomérants… À noter que la présence d'aluminium peut encore trouver son origine dans certains ustensiles de cuisine en contact avec les aliments ou dans certains matériaux d'emballage.

Dans l'état actuel de la règlementation, pas moins d'une dizaine d'additifs contenant de l'aluminium peuvent être impunément utilisés dans des produits alimentaires. Pour préserver sa santé, ils sont tous à éviter absolument. Par ordre de référencement européen, il s'agit de

- l'aluminium : E173 – un colorant grisâtre utilisé dans les confiseries et décorations pâtissières ;
- le sulfate d'aluminium, le sulfate d'aluminium sodique, le sulfate d'aluminium potassique et le sulfate d'aluminium ammonique : E520 à E523 – des affermissants de synthèse utilisés pour les fruits et légumes confits cristallisés ou glacés ainsi que pour les blancs d'œufs en poudre ;
- le phosphate d'aluminium acide sodique : E541 – une poudre à lever chimique utilisée dans certains fromages et pâtes à tartiner, ainsi que dans des produits pâtissiers tels que des génoises ;
- le silicate alumino-sodique, le silicate alumino-potassique et le silicate alumino-calcique : E554 à E556 – des agents de charge, antiagglomérants et supports pour arômes et colorants ;
- le silicate d'aluminium : E559 – encore appelé kaolin, il s'agit d'un agent de charge, d'un antiagglomérant et d'un support.

Les effets toxiques de l'aluminium, sous quelque forme que ce soit, sont nombreux et terribles. Ils portent essentiellement sur le système nerveux central (encéphalopathies et troubles psychomoteurs) et sur le tissu osseux. Par ailleurs, de plus en plus d'études indépendantes établissent un lien étroit entre une exposition à l'aluminium (par voie orale, et donc *via* l'eau du robinet et l'alimentation industrielle, notamment) et la maladie d'Alzheimer.

Il est important de souligner que, si l'industrie agroalimentaire n'hésite jamais à utiliser des additifs contenant de l'aluminium, ces derniers sont par contre totalement exclus de la filière alimentaire biologique.

◆ Au rayon crèmerie

Le lait, tout d'abord. Il faut le préférer « nature » et se détourner des laits sucrés et/ou aromatisés qui contiennent nombre d'additifs (colorants, arômes artificiels...). En ce qui concerne les laitages, mieux vaut aussi les choisir « nature », notamment en ce qui concerne les yaourts et autres fromages blancs. Attention aux riz au lait et autres crèmes desserts : sauf de trop rares exceptions, ces produits contiennent un très grand nombre d'additifs variés (conservateurs, arômes artificiels, colorants...). Pour le beurre, il faut donner la préférence au vrai beurre, si possible de qualité biologique. Dans les autres produits, il est possible de retrouver des antioxydants, des conservateurs, des colorants et, dans les versions allégées, des édulcorants de synthèse. Enfin, passons aux fromages... Première précaution : ne jamais manger la croûte des fromages à pâte pressée cuite et non cuite (on parle ici des tomes, du gruyère, du comté...) car elle contient souvent divers additifs dont des colorants et des conservateurs. Parmi ceux-ci, la natamycine (E235) : un additif susceptible de susciter des troubles allergiques, mais qui permet aux fabricants de produire du fromage répondant, affirment-ils, aux exigences esthétiques des consommateurs et de prolonger la durée de conservation des produits. Les fromages fondus sont aussi à consommer avec la plus grande modération car ils contiennent des arômes artificiels, des correcteurs d'acidité et des conservateurs (dont de l'acide sorbique ou l'un de ses dérivés, E200 à E203). Bref, en caricaturant quelque peu, il y a presque plus d'additifs que de fromage dans ces produits !

◆ Au rayon épicerie salée

S'il existe un rayon « fourre-tout », c'est bien celui-ci. Commençons par les céréales sèches (pâtes, riz, quinoa...). Délaissez les préparations à base de céréales précuites souvent conditionnées dans des sachets souples pouvant même aller au four à micro-ondes. Ce sont des concentrés d'additifs qui, en outre, contiennent souvent des mauvaises graisses et du sel en excédent. Les inconditionnels des risottos et autres riz indiens tout préparés privilégieront bien sûr les préparations bio. Les légumes secs (pois chiches, flageolets, lentilles...) peuvent être un bon choix nutritionnel. À la condition qu'ils ne contiennent pas d'EDTA (E385) : un antioxydant de synthèse fabriqué à partir de matières premières connues pour être toxiques ou cancérigènes comme le cyanure, le formol (encore appelé formaldéhyde) et le méthanol. Toujours dans le même rayon, les soupes en sachets ou en briques, les flocons de pommes de terre, les sauces et vinaigrettes industrielles sont aussi à considérer avec la plus extrême méfiance. Après tout, il n'est pas difficile d'éplucher quelques pommes de terre pour réaliser une savoureuse purée « maison » ou de monter une mayonnaise digne de ce nom. À l'exception des versions bio, les céréales du petit déjeuner sont des concentrés d'additifs en tous genres : colorants, antiagglomérants, conservateurs... Quand on sait que ce sont souvent les enfants, consommateurs particulièrement fragiles, qui en avalent des boîtes entières, il y a de quoi frémir. S'ils sont vraiment accros, donner la priorité aux céréales bio et aux produits mentionnant explicitement l'absence de colorants et de conservateurs. Méfiance aussi dès que l'on aborde les linéaires remplis de mélanges d'épices : épices pour paella, couscous, poulet... Ces mélanges ne sont jamais avares en additifs, et notamment en glutamate de sodium (E621) : le glutamate fait partie des additifs les plus contestés, de nombreux scientifiques indépendants soulignant la possibilité de risques, surtout pour le cerveau.

◆ Au rayon épicerie sucrée

Puisque l'on parle d'épicerie sucrée, commençons tout de suite par le sucre. Il est toujours à privilégier brut, non raffiné, ou en version bio ne contenant pas d'antiagglomérants et de conservateurs. Pour celles et ceux qui ne peuvent se passer de la saveur sucrée, la meilleure alternative reste la stévia brute d'origine bio, et certainement pas les édulcorants de synthèse, parfois commercialisés sous la forme de petits granules, qui, bien qu'autorisés par les instances sanitaires, regorgent d'additifs douteux ou toxiques : agents de charge, épaississants, gélifiants, conservateurs... Résumons-les en une seule formule : attention, danger !

Chouette, des bonbons ! Et bien non... Pas des « bons » bonbons... Les confiseries destinées aux enfants sont plus riches en additifs alimentaires qu'en toute autre substance dans l'immense majorité des cas. Et nombre de ces additifs sont, parmi d'autres méfaits, susceptibles de provoquer ou d'accentuer l'hyperactivité et les troubles de la concentration. Et la plupart des confiseries dites « sans sucre » sont bourrées d'édulcorants, ce qui n'est guère mieux. Une seule stratégie valable face à ce rayon des confiseries : passer son chemin au plus vite ! Sauf à trouver certaines marques qui commercialisent, un peu trop timidement il est vrai, des confiseries contenant des colorants d'origine naturelle. Cela ne permet pas d'éviter tous les additifs chimiques, mais ça limite au moins leur nombre. Stratégie désormais bien connue dès qu'approche le rayon des confitures : le bio est toujours à privilégier et les produits allégés à éviter. Les confitures et gelées allégées peuvent contenir une foison d'additifs chimiques : colorants, gélifiants, agents antimousse, correcteurs d'acidité, conservateurs, édulcorants... Les vraies confitures, idéalement artisanales, sont une bonne alternative. Dans tous les cas, une lecture très attentive des étiquettes s'impose.

◆ Au rayon boissons

Il n'y a pas que les produits alimentaires solides, les produits liquides contiennent aussi leur lot d'additifs. La règle de base est ici la même que dans tous les autres rayons alimentaires : surtout pas de produits « lights » et assimilés ! Quant aux autres boissons... Les jus de fruits recèlent souvent des correcteurs d'acidité, des sulfites (sauf en bio), voire des antimoussants (dans le jus de raisin non bio). Les boissons dites « aux fruits » contiennent peu de fruits (généralement pas plus de 30 %) mais beaucoup d'additifs. Et en tout cas nettement plus que les jus de fruits « 100 % pur jus ». Les nectars, notamment ceux comportant la mention « allégé en sucre », ne valent pas mieux et peuvent contenir des édulcorants de synthèse. Les sirops ne sont pas à consommer régulièrement et, à l'exception des limonades bio, les sodas sont à proscrire. On y trouve de tout : colorants, arômes, antioxydants, acidifiants... Le café classique est toujours à préférer au café soluble qui contient des antiagglomérants dont l'organisme se passe volontiers. Quant au vin... Les produits de qualité biologique sont toujours à privilégier car ils permettent d'éviter les pesticides chimiques abondamment utilisés en viticulture conventionnelle. Pour d'évidentes raisons, il faut également donner la préférence aux vins portant la mention « sans sulfites ajoutés ». Enfin, il faut toujours garder en mémoire que l'eau (minérale plutôt que du robinet) est la seule boisson dont l'organisme a vraiment besoin.

Les additifs alimentaires réputés les moins dangereux pour la santé : description, rôle…

En matière d'agroalimentaire industriel, les bonnes nouvelles sont tellement rarissimes qu'il est toujours bon de les évoquer. Cela a le mérite d'ouvrir un minuscule coin de ciel bleu dans un horizon agroalimentaire particulièrement sombre, affligeant et déprimant. Plus encore : pour une information la plus complète et la plus objective possible, il est aussi intéressant de les mettre en exergue. Si cela ne parvient pas à rassurer complètement le consommateur, au moins ça ne le démoralise pas totalement non plus.

En l'occurrence, la bonne nouvelle est que, sur les plus de 300 additifs actuellement autorisés par la législation européenne, plusieurs dizaines d'entre eux sont jugés inoffensifs. Les additifs présentés ci-après sont considérés comme inoffensifs dans l'état actuel des recherches et des connaissances, mais aussi à condition d'être ingérés à des doses minimales. Par exemple, certains additifs intégrés aux colas et sodas industriels ont la réputation d'être inoffensifs à petites doses, mais si une personne ne boit que ces boissons, et à plus forte raison en grande quantité, ces mêmes additifs ne sont plus inoffensifs du tout et peuvent entraîner divers problèmes de santé plus ou moins sérieux. En matière d'additifs alimentaires, le terme « inoffensif » est plus que relatif et ne doit jamais être pris dans son acceptation la plus totale, malheureusement.

La curcumine (E100)

Il s'agit d'un colorant alimentaire jaune qui est d'origine végétale. Extraite du rhizome du curcuma, la curcumine a déjà fait l'objet de nombreuses études qui démontre qu'elle a des effets antioxydants et anti-inflammatoires. Différentes études ont aussi confirmé l'activité protectrice de la curcumine à l'encontre des inflammations de la sphère articulaire, et c'est l'une des molécules végétales les plus étudiées par les scientifiques pour son potentiel anticancer. Cet additif (qui ne doit cependant pas être considéré comme un ingrédient-santé en tant que tel) est surtout utilisé lors de la fabrication de boissons aux fruits, de laitages, de margarines, de glaces, de biscuits salés, de confiseries, de nuggets de volaille ou de sauces.

La riboflavine (E101)

Il s'agit aussi d'un colorant jaune d'origine naturelle. On le retrouve dans certaines sauces industrielles. Il peut également entrer dans le processus de fabrication de laitages, de confitures ou de desserts instantanés en poudre. La riboflavine est aussi connue sous les appellations de lactoflavine ou, plus communément encore, de vitamine B2, une vitamine hydrosoluble qui joue un rôle majeur dans la transformation des aliments simples (les glucides, les lipides et les protéines) en énergie. Elle intervient dans le métabolisme de réparation des muscles et elle est utilisée en traitement de fond contre la migraine. La riboflavine est utilisée comme additif alimentaire en tant que colorant alimentaire jaune. C'est en fait la seule vitamine hydrosoluble ainsi colorée.

La chlorophylle (E140)

Toutes et tous, nous nous souvenons des « ch'wings à la chloro' ». Le E140 est un colorant vert naturel, sans effet secondaire connu à l'heure actuelle, qui est ajouté pour donner un aspect plus frais et attirant aux légumes naturellement verts conservés dans le vinaigre, l'huile ou la saumure, à des fruits naturellement verts destinés à être confits. On le retrouve aussi dans des glaces, des limonades, dans la confiserie et dans des chewing-gums. À noter que, bien qu'il soit d'origine naturelle, cet additif est interdit en alimentation biologique aussi bien aux États-Unis qu'en Europe.

Le charbon végétal (E153)

Le nom a bel et bien de quoi surprendre, et pourtant ! Il s'agit effectivement d'un additif alimentaire de couleur noire. Le charbon végétal est obtenu par calcination / carbonisation de matières végétales telles que le bois, les résidus de cellulose, la tourbe, les noix de coco ou d'autres enveloppes végétales. Afin d'obtenir un charbon végétal dit « activé », il est brûlé une seconde fois en y injectant de l'air et de la vapeur. Ainsi, il contient moins de résidus toxiques. Pour l'anecdote, précisons que le charbon activé peut se trouver, hors secteur alimentaire, dans les filtres à eau pour carafes de table, dans des masques anti-gaz, dans les filtres à air des abris antiatomiques... Dans le domaine alimentaire, il est surtout utilisé lors de la fabrication de certaines confiseries. Cet additif est autorisé dans la filière alimentaire biologique en Europe. Il faut encore savoir que les rapports scientifiques sont contradictoires, certains considèrent le E153 comme inoffensif et d'autres comme dangereux pour notre santé.

Les carotènes (E160a)

Le bêta-carotène E160a est soit synthétique (E160a-i), soit naturel extrait par solvants chimiques (E160a-ii), soit issu de la fermentation de champignons (E160a-iii), soit enfin naturel extrait d'algues par huile essentielle (E160a-iv). Cet additif est interdit en alimentation biologique aussi bien en Europe qu'aux États-Unis à cause du fait que, même s'il est d'origine naturelle, plusieurs additifs potentiellement toxiques peuvent être utilisés dans la préparation du bêta-carotène comme prévu par le règlement européen UE 1130/2011. On parle notamment ici de diméthylpolysiloxane (E900), de polysorbates (E432), d'esters polyglycériques d'acides gras (E475), d'esters de sorbitane (E491). Il faut encore savoir que les rapports scientifiques sont contradictoires, certains considèrent le E160a comme inoffensif et d'autres comme dangereux pour notre santé. Cela étant, l'additif E160a entre dans le processus de fabrication de margarines et de beurres, mais aussi de fromages, de gâteaux, de potages et de sauces.

La capsantine (E160c)

De couleur rouge-orange, la capsantine est un colorant alimentaire d'origine naturelle qui est prélevé sur diverses plantes dont le poivron. Elle est extraite par solvant de la gousse des fruits et des graines du poivron rouge. La substance est généralement rapportée sans effet secondaire. Elle contient cependant des composants allergènes qui, dans des cas exceptionnels, peuvent faire réagir les consommateurs les plus sensibles (eczéma, urticaire, asthme, migraines, nausées...). La capsantine peut entrer dans le processus de fabrication de saucisses de Strasbourg, de fromages, de nuggets de volaille, de sauces et même de confiseries. Cet additif est exclu de la filière alimentaire biologique européenne.

Le lycopène (E160d)

Cet additif de couleur rouge-orange peut être de synthèse ou naturel. Dans ce second cas, il est dérivé de la tomate ou est extrait de champignons (*Blakeslea trispora*). On peut le trouver dans certaines confiseries, mais aussi dans des condiments, des sauces ou des potages. Il faut encore savoir que les rapports scientifiques sont contradictoires, certains considèrent le E160d comme inoffensif et d'autres comme dangereux pour notre santé.

Le bêta-apocaroténol (E160e)

L'apocaroténol est un pigment rouge-orange caroténoïde qui est notamment présent dans les agrumes et dans les épinards. Il a, comme d'autres caroténoïdes, un rôle précurseur de la vitamine A. Rapporté naturel ou synthétique, le E160e peut être traité chimiquement au diméthylpolysiloxane (E900) qui est potentiellement toxique. Exclu de la filière alimentaire biologique en Europe, cet additif serait sans danger pour la santé à condition de respecter la dose journalière admissible (DJA). Par contre, à dose plus élevée, il serait cancérigène chez les fumeurs. Il peut se retrouver dans des assaisonnements ou des sauces, mais aussi dans des fromages, des potages et des confiseries.

L'acide caroténoïque (E160f)

Cet additif de couleur rouge-orange se trouve en petites quantités dans certaines plantes, mais il est plutôt souvent produit commercialement à partir de l'apocaroténol (E160e). Désormais peu utilisé, ce colorant peut cependant entrer dans le processus de fabrication de fromages et d'amuse-gueules, mais aussi de confiseries et de biscuits.

La lutéine (E161b)

La lutéine est un pigment phytochimique de couleur jaune virant à l'orange, liposoluble, présent la plupart du temps dans des fruits et légumes. Elle travaille en tant qu'antioxydant pour réduire les dégâts causés par les radicaux libres et est liée à la vitamine A. Étant concentrée dans la rétine des yeux, la lutéine est nécessaire pour une bonne vision. En tant que colorant alimentaire, la lutéine peut entrer dans le processus de fabrication de gelées et de marmelades. On peut encore la retrouver dans certains plats cuisinés, des mayonnaises ou des boissons aux fruits. Elle est aussi souvent utilisée dans l'alimentation du poulet pour colorer sa peau en jaune. Il faut encore savoir que les rapports scientifiques sont contradictoires, certains considèrent le E161b comme inoffensif et d'autres comme dangereux pour notre santé.

Le rouge de betterave (E162)

Extrait de la betterave rouge comme son nom l'indique d'ailleurs très explicitement, cet additif doit son principe colorant à la bétanine. Présenté le plus souvent comme inoffensif, ce colorant rouge peut intégrer des liqueurs, mais également des fromages ou des céréales aux fruits. Dans la filière alimentaire biologique, l'additif E162 est autorisé aux États-Unis mais n'est à ce jour pas listé (et n'est donc pas autorisé) en Europe.

Les anthocyanes (E163)

Les anthocyanes (ou anthocyanosides, ou anthocyanines) sont très répandues (on en dénombre environ 600) notamment dans les fruits rouges, mais aussi dans des légumes, des feuilles et même des racines. Elles sont utilisées comme colorants, du rouge au bleu (mais ces couleurs sont très sensibles à la lumière, à la température et au pH). L'additif E163 peut entrer dans le processus de fabrication de confiseries et de yaourts aux fruits, mais aussi de crustacés. Cet additif est interdit en alimentation bio des deux côtés de l'Atlantique.

Le carbonate de calcium (E170)

En principe, cet additif alimentaire est tout simplement du calcaire qui est d'ailleurs conseillé en cas de décalcification. Pour les personnes qui ont ce genre de problème, le mieux est d'en consommer avec de l'eau sous forme d'apport quotidien modéré. À l'échelle industrielle, l'additif alimentaire

E170 est obtenu par le broyage de roche calcaire ou par des manœuvres chimiques et industrielles. Mais il peut aussi être produit « maison » : il suffit de tremper un œuf pendant toute la nuit dans un verre de jus de citron ou de vinaigre de cidre. Le matin, on récupère le liquide imbibé de calcium et on le boit. Ce colorant de couleur blanche qui est utilisé par le secteur alimentaire, mais aussi en cosmétique et dans certains produits pharmaceutiques, peut entrer dans la filière biologique tant aux États-Unis qu'en Europe. On peut le retrouver dans certains chewing-gums et des confiseries, ainsi que dans des fromages.

La nisine (E234)

La nisine est produite par fermentation de substrats à base de lait ou de dextrose à l'aide de bactéries. Cet additif a un effet bactéricide à large spectre. On ne lui connaît actuellement pas d'effet secondaire. Ce conservateur antibactérien est susceptible de se retrouver dans des gâteaux de semoule ou des gâteaux de riz, ainsi que dans des fromages à tartiner. Du fait que la nisine peut dans certains cas être fabriquée avec des micro-organismes transgéniques, cet additif est exclu de la filière alimentaire biologique aux États-Unis et en Europe.

L'acide acétique et ses différents dérivés (E260 à E263)

Commençons tout de suite par une précaution essentielle : l'acide acétique pur est dangereux, très corrosif et irritant. L'ingestion de 1 ml est suffisante pour perforer l'œsophage. Toutefois, dans le cadre alimentaire, cet additif est réputé inoffensif à condition d'éviter toute exposition trop longue qui pourrait induire des risques dentaires ou hépatiques. Ces acides existent à l'état naturel et peuvent être produits de manière biologique, mais les versions commerciales (c'est-à-dire celles utilisées par l'industrie agroalimentaire) sont fabriquées à partir d'hydrocarbures, d'acétaldéhyde ou de méthanol. Ce qui explique que ces additifs sont interdits en alimentation biologique tant aux États-Unis qu'en Europe. Il est possible de les retrouver dans des vinaigres, des cornichons ou des fromages (type mozzarella). Ils peuvent aussi être présents dans des préparations destinées aux nourrissons, des aliments diététiques ou des compléments alimentaires.

L'acide lactique (E270)

Voilà un acide organique qui joue un rôle dans divers processus biochimiques. Contrairement à ce que peut laisser penser son nom, l'acide lactique n'est pas présent uniquement dans le lait. Il y en a également dans le vin, dans certains fruits et légumes et même… dans les muscles. Dans le secteur alimentaire, cet additif sert de correcteur d'acidité. Il peut être produit, directement ou non, à l'aide de biotechnologies transgéniques. Souvent déconseillé aux bébés de moins de trois mois ainsi qu'aux sportifs juste avant l'effort mais ne présentant par ailleurs aucun risque connu pour la santé, il peut entrer dans le processus de fabrication de la choucroute. On peut aussi le trouver dans le pain industriel, dans des gâteaux, dans les beurres allégés et dans les laitages. Il peut encore être intégré aux olives.

Le dioxyde de carbone (E290)

Le dioxyde de carbone est un gaz incolore et inodore qui est formé dans l'organisme. Il est nécessaire dans le cycle de la respiration, aussi bien chez les animaux que pour les plantes. Si une atmosphère contenant plus de 10 % de dioxyde de carbone peut provoquer des évanouissements chez l'être humain et si ce même dioxyde de carbone peut devenir mortel à plus hautes doses, l'additif alimentaire E290 aux doses utilisées par les industriels ne semble pas montrer de risque pour la santé au stade actuel des connaissances. Présent dans les boissons gazeuses et dans certains aliments préemballés, le dioxyde de carbone est listé comme agent de carbonation, gaz d'emballage, propulseur et conservateur. Il est autorisé dans la filière alimentaire biologique aussi bien aux États-Unis qu'en Europe.

L'acide malique (E296)

Naturellement présent dans divers fruits (pomme, poire ou jus de raisin), l'additif E296 peut aussi bien être d'origine naturelle que produit synthétiquement. Sans véritable effet secondaire connu mais pourtant déconseillé aux bébés et aux plus jeunes enfants (ils auraient du mal à le métaboliser correctement), l'acide malique est listé comme régulateur d'acidité. Admis dans la filière bio des deux côtés de l'Atlantique, il peut être ajouté à de nombreuses denrées sans limite de dosage autre que celle qui est estimée nécessaire par le producteur alimentaire. Également utilisé en cosmétique et dans le domaine pharmaceutique, l'acide malique utilisé comme additif alimentaire se retrouve dans des produits variés : fromages fondus, confiseries ou jus de fruits.

L'acide fumarique (E297)

À l'état naturel, l'acide fumarique est présent dans de nombreux fruits et légumes. L'industrie alimentaire utilise cependant un acide fumarique de synthèse. Exclu de la filière biologique aux États-Unis comme en Europe, cet additif chimique ne présente pas d'effet secondaire connu à l'heure actuelle. Listé comme régulateur d'acidité, il peut être ajouté à de nombreuses denrées sans limite de dosage autre que celle qui est estimée nécessaire par le producteur alimentaire. Au sein de l'Union européenne, il est principalement utilisé – à des doses oscillant entre 1000 à 4000 mg/kg (alors que la DJA est de 6 mg/kg) – dans des desserts, des confiseries aux sucres, des chewing-gums, des décorations alimentaires, des enrobages, des fourrages et des nappages pour divers produits de boulangerie fine. On peut encore le retrouver dans des boissons à base de fruits, des cafés, des thés ou des infusions. À noter que l'acide fumarique est aussi utilisé en cosmétique et dans la pharmacologie chimique.

L'acide L-ascorbique et ses dérivés (E300 à E304)

Grâce à ses propriétés antioxydantes, l'acide ascorbique E300 empêche la prolifération des bactéries dans les préparations alimentaires. Cet additif empêche l'oxydation des aliments et prolonge la durée de conservation des denrées en les protégeant des altérations provoquées par l'oxydation. L'acide ascorbique est un conservateur qui permet de limiter le brunissement (le changement de couleur) des fruits et le rancissement (le mauvais goût) des matières grasses. Dans sa fonction acidifiante, il accroît l'acidité des aliments et/ou leur confère un goût acide, en vue d'augmenter leur saveur : le vin, la bière et les jus de fruits. Enfin, comme agent de traitement de la farine, l'acide ascorbique permet à la pâte de mieux gonfler par fermentation et d'en augmenter la force, la ténacité et l'élasticité. Il permet au pain de prendre du volume tout en intervenant dans la coloration de la croûte. D'origine naturelle ou synthétique, cet additif ne présente pas de risque connu à des doses raisonnables. Cependant, en quantités excessives, il peut provoquer des effets indésirables : des troubles digestifs, un accroissement de la rapidité du transit intestinal, des brûlures d'estomac, des diarrhées, des ballonnements. À fortes doses, l'acide ascorbique peut entraîner une concentration excessive d'acide dans le sang (ce que l'on appelle l'acidose), une perturbation du métabolisme chez les sujets diabétiques ou accroître le risque d'apparition de calculs urinaires.

L'acide érythorbique, l'érythorbate de sodium (E315 et E316)

Les additifs E315 et E316 sont deux additifs de synthèse ayant une fonction antioxydante. Le premier, l'acide érythorbique (E315) est produit chimiquement à partir de saccharose. Également utilisé comme antioxydant dans des produits cosmétiques, il peut être ajouté à de nombreuses denrées, sans autre limite de dosage que celle estimée nécessaire par le producteur. À ce jour, on ne lui connaît pas d'effet secondaire dans les concentrations utilisées ou aux doses respectant la dose journalière admissible (DJA de 6 mg/kg). Seule véritable interrogation : il pourrait éventuellement inhiber l'absorption de vitamine C naturelle.

Le second, l'érythorbate de sodium (E316) est également utilisé comme additif antioxydant et peut aussi être ajouté à de nombreuses denrées, sans autre limite de dosage que celle estimée nécessaire par le producteur. À ce jour, on ne lui connaît pas d'effet secondaire dans les concentrations utilisées ou aux doses respectant la dose journalière admissible (DJA de 6 mg/kg). Ces deux additifs peuvent se retrouver dans des poissons surgelés ou en conserve ainsi que dans des charcuteries.

Les lécithines (E322)

Ces lécithines proviennent du soja, du colza, du tournesol ou même des œufs. Ces additifs sont donc d'origine naturelle, en sachant toutefois que les produits d'origine (soja, maïs, arachides...) peuvent être transgéniques (dans ce cas, on ne leur reconnaît pas une origine végétale véritable).

Listées comme antioxydants et émulsifiants, les lécithines se retrouvent dans une très grande diversité d'aliments : des chocolats, des plats cuisinés, plusieurs préparations boulangères, des chewing-gums, des crèmes glacées... Il n'y a pour l'instant aucune limite de dosage autre que celle estimée nécessaire par le producteur. Les lécithines sont habituellement présentées comme non toxiques même si un surdosage peut avoir certains effets indésirables tels qu'une perte d'appétit, des problèmes d'estomac ou l'apparition d'abondantes sueurs. Les personnes les plus sensibles peuvent aussi présenter des réactions allergiques. Cela étant, l'additif E322 est autorisé des deux côtés de l'Atlantique dans la filière alimentaire biologique.

Les lactates (E325 à E327)

Le lactate de sodium (E325), le lactate de potassium (E326) et le lactate de calcium (E327) sont des additifs qui jouent un rôle antioxydant tout en étant aussi des correcteurs d'acidité. Le lactate de sodium (E325) est tout à la fois antioxydant, humectant, raffermissant, régulateur d'acidité et agent de charge. On le trouve dans des soupes, des pâtisseries, des crèmes glacées, des fromages et des fruits en gelée. Il est considéré comme non toxique dans l'état actuel des connaissances. Le lactate de potassium (E326) joue le même rôle que celui de sodium (E325).

Le lactate de calcium (E327) existe à l'état naturel : il est, entre autres, produit par le métabolisme humain ainsi que par des bactéries (dans les aliments fermentés). Pour l'industrie alimentaire, il est cependant fabriqué par fermentation bactérienne d'une source de sucre (betterave, maïs) sur l'amidon et la mélasse. Il peut aussi être produit de manière entièrement synthétique. Il est listé comme régulateur de l'acidité et agent de traitement des farines. Il peut être ajouté à une large gamme de denrées sans limite autre que celle estimée nécessaire par le producteur. On peut le trouver dans des produits très divers : confitures, fruits et légumes en conserve, certains pains, les viandes hachées fraîches préemballées, des aliments pour bébés... On ne lui connaît à ce jour aucun effet secondaire chez le consommateur adulte. Chez les enfants, sa consommation doit par contre être évitée ou, à tout le moins, fortement limitée : les plus jeunes consommateurs n'ont pas encore développé les enzymes appropriées dans le foie pour métaboliser ces formes de lactates. Autre précaution : certains le déconseillent à la femme enceinte, celle qui allaite ainsi que chez l'enfant qui montre une intolérance au lait. Bon à savoir : seul le lactate de sodium (E325) est autorisé en alimentation biologique, les deux autres (E326 et E327) y sont interdits.

L'acide citrique et ses dérivés (E330 à E333)

L'acide citrique (E330) est l'un des additifs les plus répandus. Il sert d'acidifiant et d'exhausteur de goût, notamment dans les sodas, bonbons, jus de fruits, biscuits destinés à l'apéritif, mais aussi fromages industriels et autres plats préparés. Il permet aussi d'améliorer la préservation des aliments. C'est un acide organique : il est naturellement présent dans les agrumes. En tant que tel, cet additif n'est dangereux ni pour l'être humain, ni pour l'environnement. Cependant, il peut avoir un côté abrasif pour l'émail dentaire s'il est consommé régulièrement et/ou à fortes doses.

Le citrate de sodium (E331), encore appelé citrate trisodique, est listé comme régulateur de l'acidité, séquestrant, émulsifiant et stabilisant. Il peut être ajouté à de nombreux aliments sans limite de dosage autre que celle estimée nécessaire par le producteur. Il est utilisé comme agent aromatisant dans certaines variétés de limonades, mais est aussi commun dans les saucisses Bratwurst. Par ailleurs, il est également utilisé dans les boissons industrielles pour leur donner un goût acide. Enfin, on l'utilise dans les crèmes glacées, les confitures, le lait en poudre, les fromages industriels, les boissons gazeuses et le vin.

Le citrate de potassium (E332) est un antioxydant et correcteur d'acidité que l'on peut retrouver aussi bien dans des fromages et des boissons gazeuses que dans des bonbons ou des gelées. Il peut être ajouté à de nombreux aliments sans limite de dosage autre que celle estimée nécessaire par le producteur. Considéré comme sans danger pour la santé, il serait cependant déconseillé aux personnes souffrant de problèmes rénaux.

Enfin, le citrate de calcium (E333) peut être produit à l'aide de certaines modifications génétiques. Il est listé comme régulateur d'acidité, affermissant, séquestrant et stabilisant et peut être ajouté à de nombreux aliments sans limite de dosage autre que celle estimée nécessaire par le producteur.

Il est aujourd'hui considéré comme sans danger (sauf, comme l'acide citrique, pour l'émail dentaire en cas de consommation régulière et/ou à fortes doses).

L'acide tartrique et ses dérivés (E334 à E337)

Tout à la fois antioxydant, acidifiant et correcteur d'acidité, mais aussi exhausteur de goût, l'acide tartrique est présent dans de nombreuses plantes (essentiellement le raisin). Pour son utilisation dans l'industrie agroalimentaire, il peut être d'origine naturelle ou de synthèse (dans ce cas, il est partiellement ou exclusivement produit à partir d'acide malique). Il peut aussi être transgénique. Autorisé dans la filière alimentaire biologique (sauf le E337), c'est le principal acide du vin. Classé « GRAS[1] » par la Food and Drug Administration américaine, il se retrouve, en Europe, dans des produits aussi variés que les fruits et légumes en conserve, les confitures, les produits de cacao et de chocolat, les pâtes fraîches, les édulcorants (comprimés), ainsi que dans les biscuits, les biscottes et les aliments pour bébés. Actuellement réputé sans danger pour la santé, il peut cependant, à fortes doses, avoir un effet laxatif ou diurétique, provoquer des irritations ou des diarrhées.

Les malates (E350 à E352)

Synthétique, le malate de calcium (E352) est un régulateur d'acidité que l'on retrouve entre autres dans des fromages fondus ou des confitures. Autorisé sans limite de dosage autre que celle estimée nécessaire par le producteur, il est habituellement présenté comme sans effet secondaire connu. Certains aliments peuvent aussi contenir d'autres malates, également réputés inoffensifs dans l'état actuel des connaissances et à faibles doses : le malate de sodium (E350) et le malate de potassium (E351).

L'acide métatartrique et ses dérivés (E353 et E354)

Utilisé comme régulateur d'acidité, l'acide métatartrique est naturellement présent dans la canne à sucre, mais est aussi produit synthétiquement à partir de glucose. Son usage est quasi exclusivement réservé au secteur vinicole. Bien qu'assez peu étudié, il est habituellement réputé sans

1 *Generally Recognized As Safe - généralement reconnu comme sûr.*

effet secondaire connu. Cependant, il pourrait éventuellement diminuer l'absorption de calcium.

L'acide adipique et ses dérivés (E355 à E357)

À l'état naturel, l'acide adipique existe dans quelques variétés de navets. Plus surprenant, peut-être : il est aussi présent dans la fumée de cigarette. Lorsqu'il est utilisé sous forme d'additif, on le produit artificiellement avec une substance appelée cyclohexane. Acidifiant de synthèse, il donne une note légèrement acide aux garnitures et aux glaçages de gâteaux et de biscuits, ainsi qu'à divers desserts. Il permet à la poudre pour boisson et à la poudre à pudding de rester sèche jusqu'à utilisation. Il est habituellement présenté comme sans effet secondaire, mais la substance pure pourrait causer une sensibilisation cutanée et respiratoire. Cet additif n'est pas autorisé dans la filière alimentaire biologique, que ce soit aux États-Unis ou en Europe.

L'acide alginique et ses dérivés (E400 à E404)

Stabilisant, séquestrant, épaississant, gélifiant, humectant, émulsifiant, agent moussant et d'enrobage, l'acide alginique est un additif « à tout faire », ou presque. D'origine naturelle, l'acide alginique est, comme son nom le laisse d'ailleurs supposer, issu d'algues brunes. Utilisé dans les desserts lactés, les produits de boulangerie, les sauces et même les préparations pour nourrissons, l'acide alginique est habituellement présenté comme étant inoffensif en consommation modérée. Toutefois, à hautes doses, il peut avoir un effet laxatif ou favoriser la rétention d'eau. Aux États-Unis, l'acide alginique et ses dérivés sont autorisés en alimentation bio. En Europe, seules les références E 400 (acide alginique), E401 (alginate de sodium) et E402 (alginate de potassium) sont autorisées en bio, avec une stricte limitation aux produits à base de lait, s'il n'existe aucune autre alternative.

L'agar-agar (E406)

L'agar-agar est un produit d'origine naturelle. Souvent préconisé en remplacement des pectines et gélatines dans la cuisine familiale, il est extrait d'algues rouges et peut se présenter sous forme de poudre ou de fibres. Neutre au goût, il peut être ajouté à de nombreux ingrédients. Économique en usage familial ou industriel car s'utilisant à petites doses, l'agar-agar permet de fabriquer de nombreuses textures selon sa concentration : coulis, mousses, gelées souples ou dures. Il occupe de nombreuses fonctions et est listé comme agent d'enrobage, humectant, stabilisant, épaississant, agent de charge, support, émulsifiant et gélifiant. Dans l'Union européenne, il est autorisé dans les confitures, les gelées et les marmelades, dans les produits à base de crème fermentée, dans certaines confiseries, y compris des micro-confiseries destinées à rafraîchir l'haleine, dans les aliments diététiques destinés à des fins médicales… Ne présentant pas de risque aux doses alimentaires (mais pouvant provoquer ballonnements, flatulences, diarrhées… à trop fortes doses), l'agar-agar est autorisé dans la filière alimentaire biologique des deux côtés de l'Atlantique.

La farine de graines de caroube (E410)

Fruit comestible du caroubier (un arbre essentiellement méditerranéen), la caroube est une gousse dont la pulpe présente une agréable saveur sucrée. Utilisée comme gélifiant et comme épaississant d'origine naturelle, la farine de graines de caroube est aujourd'hui intégrée à la liste des additifs alimentaires inoffensifs aux doses alimentaires bien que peu de recherches impartiales aient été menées à son sujet. Pour des raisons purement financières, l'industrie agroalimentaire l'utilise régulièrement comme substitut au chocolat. On la retrouve donc dans une large gamme de produits, à des doses qui n'ont pour limite que l'estimation que le producteur donne de ses besoins. Si, aujourd'hui, la farine de graines de caroube est jugée inoffensive à très petites doses, il n'en est cependant pas de même à doses plus élevées. Dans ce cas, cet additif qui est pourtant d'origine naturelle peut entraîner un effet laxatif et des troubles digestifs tels que ballonnements, flatulences… Et cela d'autant plus que la farine de graines de caroube a tendance à fortement gonfler une fois qu'elle se trouve dans l'intestin.

La gomme de guar (E412)

De couleur blanc cassé, la gomme de guar se présente sous la forme d'une poudre réalisée à base de fibres végétales. Soluble à froid comme à chaud, la gomme de guar apporte une certaine viscosité à nombre de préparations alimentaires. Elle améliore la rétention d'eau dans les aliments et empêche par ailleurs la formation de cristaux dans les glaces. Enfin, elle est encore utilisée pour favoriser la bonne levée des préparations à base de farine sans gluten. Extraite de la graine de guar (ou haricot de guar) qui est originaire de l'Afrique de l'Ouest, de l'Inde et du Pakistan, la gomme de guar possède, à l'état naturel, les vertus classiques des fibres solubles. Elle peut aussi jouer un rôle de coupe-faim en procurant une certaine sensation de satiété. Elle peut ainsi aider à une relative perte de poids, même si son usage doit être étroitement surveillé : elle s'est déjà avérée potentiellement dangereuse car elle peut gonfler dans l'œsophage plutôt que dans l'estomac, provoquant ainsi une obstruction. Elle pourrait aussi interférer avec l'assimilation des minéraux et celle des vitamines. En tant qu'additif E412, la gomme de guar est listée comme épaississant, stabilisant et émulsifiant. Les industriels du secteur agroalimentaire peuvent l'ajouter à une très large gamme de produits (plats cuisinés, sauces, produits à base de crème fermentée, édulcorants, confitures, gelées, marmelades, préparations pour nourrissons, compléments alimentaires, pâtes à tartiner ou glaces) sans limite de dosage autre que celle qu'ils estiment nécessaire à leurs propres besoins. Ce qui ne manque pas de poser question. Si la gomme de guar peut avoir certains effets positifs (notamment pour les diabétiques et contre l'hypercholestérolémie), à doses élevées il existe cependant de nombreux risques de problèmes de santé : crampes abdominales, diarrhées, flatulences, occlusion intestinale, nausées, allergies (surtout chez les personnes réactives aux protéines de soja) et allergies par exposition directe à la substance pure…

La gomme arabique (E414)

La gomme arabique est une résine translucide, un peu visqueuse, qui suinte du tronc de certaines variétés d'acacias. Le Soudan en est l'un des principaux producteurs. Cette gomme se présente sous la forme de

« larmes » de tailles variables et dont la couleur varie du blanc au rose pâle. Commercialement, on la trouve également sous forme de flocons, de granules ou de poudre. Comme elle est assez riche en fibres, elle est aussi vendue comme supplément de fibres, généralement sous le nom de fibre d'acacia. Les fibres alimentaires de la gomme arabique sont des prébiotiques qui sont recommandés pour le renforcement des bonnes bactéries intestinales. Celle qui passe pour être la plus ancienne gomme connue (elle l'était déjà du temps des pharaons égyptiens et était alors appelée « kami ») est utilisée dans de nombreux secteurs industriels, du textile à la peinture, de l'imprimerie à la construction, en passant par la photographie, les teintures artisanales et, bien entendu, l'alimentation. On peut ainsi la retrouver dans le sirop d'orgeat ou le pastis. En tant qu'additif alimentaire, elle est essentiellement utilisée comme épaississant, notamment dans la confection de confiseries, de dragées, de sauces, de bières et autres boissons maltées, d'édulcorants, de produits réalisés à base de céréales sans gluten ou de produits industriels de cacao ou de chocolat. À doses raisonnables et par voie orale, cet additif n'a que très peu d'effets secondaires connus à ce jour. À plus fortes doses, on évoque parfois divers troubles digestifs (ballonnements, flatulences) par fermentation dans l'intestin. On parle aussi d'une possible diminution de l'absorption de certains minéraux. La Food and Drug Administration (FDA) américaine classe la gomme arabique comme un « GRAS[1] de niveau 2 ». Cet additif est autorisé, aussi bien aux États-Unis qu'en Europe, dans la filière alimentaire biologique.

La pectine (E440)

Toutes celles et ceux qui aiment faire leurs confitures « maison » connaissent la pectine ! Elle sert en effet à épaissir les gelées et autres confitures. Si la pectine naturelle se trouve en abondance dans de nombreuses écorces de fruits (pommes, citrons, oranges…), la pectine en tant qu'additif E440 reste la plupart du temps une production de l'alimentation transformée avec son lot de résidus chimiques. À ce jour, on ne lui connaît pas de véritable effet indésirable à faible dose. Toutefois, à doses plus massives, il peut survenir différents problèmes de santé tels que des troubles gastriques, des distensions abdominales, des diarrhées

1 *Generally Recognized As Safe - généralement reconnu comme sûr.*

ou des flatulences. Par ailleurs, il faut encore savoir que la pectine utilisée en alimentation transformée peut avoir été traitée à l'ammonium. Elle peut aussi recéler des quantités (minimes, mais toujours trop importantes) de résidus de solvants chimiques (notamment du méthanol). Émulsifiante, gélifiante et stabilisante, la pectine peut être utilisée par les industriels dans une très large gamme d'aliments (confitures et gelées, yaourts, crèmes, desserts glacés…) sans autre limite que celle qui est estimée nécessaire par le producteur. La pectine E440i et E440 sont autorisées dans l'alimentation biologique en Europe à condition qu'il soit démontré qu'il n'existe pas d'alternative. Attention toutefois à la pectine amidée, listée sous la référence E440ii, qui est traitée à l'ammoniaque.

Les esters glycériques de résines de bois (E445)

Autorisé en France sous certaines conditions, l'additif alimentaire E445 se présente sous la forme d'une sorte de résine, de couleur jaune à ambre clair, qui est obtenue par extraction au solvant et raffinage au solvant liquide. Rien que du chimique dans tout ça ! Utilisé tout à la fois comme émulsifiant, agent de glaçage et stabilisant de synthèse, il peut être ajouté dans le traitement surfacique des fruits et légumes et (jusqu'à 150 mg/litre) dans les boissons à base d'eau aromatisée, y compris les boissons dites « pour sportifs », les boissons réputées « énergétiques » ainsi que les boissons concentrées. En Union européenne, cet additif est également autorisé dans les boissons et spiritueux dits « troubles ». Dans l'état actuel des connaissances, on ne connaît pas d'effet secondaire à cet additif, à doses minimales en tout cas. Cependant, il faut garder en mémoire le fait que le bois et ses résines ne sont absolument pas conçus pour être ingérés par l'organisme humain. D'autre part, le E445 fait partie des additifs pour lesquels des effets toxiques ont pu être démontrés, en général chez l'animal et à doses élevées (c'est pour cela qu'une dose journalière admissible de 12,5 mg/kg a été fixée). En tout état de cause, des prises élevées peuvent perturber l'équilibre calcium/phosphate de l'organisme, mais aussi entraîner des maux de tête, des nausées, des vomissements, de la déshydratation, des diarrhées, une sensation de soif, des étourdissements et même de la confusion mentale, ce qui n'a rien d'anodin.

Les sels d'acides gras (E470)

Ceux que l'on appelle « sels d'acides gras » ont pour base le calcium, le sodium, le potassium et le magnésium. Dans l'agroalimentaire, il s'agit d'agents de texture qui ont principalement un rôle stabilisant, antiagglomérant ou émulsifiant. Obtenus à partir de matières grasses jugées comestibles, qu'elles soient d'origine végétale ou animale, ces sels d'acides gras peuvent être ajoutés, sans autre limite que celle que le producteur estime nécessaire, à une vaste gamme d'aliments divers : chewing-gums, desserts lactés, pains et viennoiseries, ainsi qu'à des boissons et des spiritueux. Le site de « Que Choisir » précise aussi que l'on trouve ces sels d'acides gras dans de nombreux aliments dits « lights ». Officiellement classés parmi les additifs inoffensifs à des doses faibles, les additifs E470a (sels de sodium, de potassium et de calcium des acides gras) et E470b (sels de magnésium des acides gras) sont cependant souvent considérés comme douteux car ils peuvent contenir de l'aluminium et/ou de l'ammonium.

Les stéaroyls-lactylates (E481 à E483)

Les stéaroyls-lactylates sont produits avec du sodium ou du calcium et des acides gras modifiés chimiquement. Le E481 et le E482 sont des émulsifiants présents dans un grand éventail d'aliments. On les utilise dans le pain et les biscuits, la margarine et les céréales, ainsi que dans les sucreries, les desserts, les blanchisseurs de café, les poudres de boissons et les aliments diététiques, de même que dans le riz à cuisson rapide et les viandes en conserve. Ils peuvent également se trouver dans des liqueurs crémeuses et d'autres spiritueux.

Pour sa part, le E483 peut être utilisé dans la fabrication de pâtisseries et de desserts.

Ces additifs (et notamment le E481) sont réputés inoffensifs dans les limites de la dose journalière admissible (DJA). Gros problème : cette DJA (de 20 mg/kg de poids) qui devrait toujours être respectée, est fréquemment dépassée chez les enfants, souvent élevés à grands coups de boissons en poudre, de céréales et de biscuits industriels. Ils peuvent absorber quotidiennement entre 130 et 260 % de la DJA. Ce qui peut entraîner des perturbations digestives ou, dans des cas plus graves mais heureusement assez rares, des réactions allergiques. À noter que le stéaroyl-2-lactylate de sodium (E481) est totalement exclu de la filière alimentaire biologique, aussi bien aux États-Unis qu'en Europe.

Les carbonates (E500 à E504)

Carbonate de sodium (E500), carbonate de potassium (E501), carbonate d'ammonium (E503) et carbonate de magnésium (E504) sont également classés parmi les additifs alimentaires les plus inoffensifs. Tous les carbonates sont produits chimiquement. Le E500 se forme par l'introduction d'ammoniac et de dioxyde carboné (E290) dans une solution de sel. Pour la production de E501, on y ajoute de l'hydrate de potassium et pour obtenir le E504, on y ajoute une solution de sel de magnésium. Autrefois, le E503 était obtenu en chauffant de la corne (par exemple, de la corne d'onglons et de sabots), mais désormais on l'obtient à partir de sulfate d'ammonium et de blanc d'Espagne. Les carbonates sont généralement autorisés dans tous les aliments, en quantité illimitée (c'est-à-dire que les producteurs fixent les quantités en fonction des besoins qu'ils estiment nécessaires). Sous forme de levures chimiques, ils permettent la légèreté de la pâte à gâteaux et à biscuit. Ils sont utilisés dans le séchage des raisins de Corinthe, ainsi que dans la production de café et de cacao. Ils se trouvent également dans le lait condensé, le fromage à fondre et le fromage caillé. Le E503 est la levure classique qu'on utilise pour le pain d'épices. Le E504 se trouve surtout dans les chewing-gums, les aliments diététiques et le sel. En quantités élevées, le carbonate de sodium (E500), qui est admis dans la filière bio des deux côtés de l'Atlantique, peut provoquer des irritations ou corroder l'appareil digestif. Il peut également entraîner des vomissements, des diarrhées et même des commotions. Toutefois, les quantités posant problème ne sont en principe pas atteintes quand le E500 est utilisé comme additif alimentaire. En théorie, du moins… Le carbonate de potassium (E501) a reçu une dose journalière admissible (DJA) en 1965. Il peut aussi être utilisé comme support d'additif et, par voie de conséquence, ne pas figurer dans la liste des ingrédients. Il est admis dans la filière alimentaire biologique aux États-Unis comme en Europe. À hautes doses, le carbonate d'ammonium (E503) est aussi appelé « sel volatile d'urine ». Il a longtemps été utilisé pour ranimer les personnes évanouies (ce qui a entraîné l'expression « faire respirer des sels »). En tant qu'additif alimentaire, et à hautes doses, le E503 risque de provoquer la détérioration de l'équilibre acide/base de l'organisme et celle du pH des urines. On évoque aussi la perte de magnésium, de calcium et de phosphate. Enfin, le carbonate de magnésium (E504) est un régulateur d'acidité, un agent de rétention de couleur et un antiagglomérant. Il peut être ajouté dans une vaste gamme d'aliments, et à n'importe quelle dose jugée raisonnablement nécessaire par le fabricant. Il est autorisé en alimentation bio aux États-Unis et en Europe. L'additif E502 n'est plus listé.

L'oxyde de magnésium (E530)

Parfois appelé « magnésie », l'oxyde de magnésium se présente habituellement sous la forme d'une poudre blanche. L'industrie pharmaceutique l'utilise en abondance comme antiacide dans les pastilles et médicaments censés apaiser les brûlures d'estomac. En tant qu'additif alimentaire, le E530 est un antiagglomérant. Bien que l'oxyde de magnésium existe à l'état naturel, l'additif alimentaire est essentiellement de synthèse et donc chimique. Il est alors obtenu surtout à partir du carbonate de magnésium qui constitue certains minéraux tels que la magnésite, ou à partir de chlorure de magnésium que l'on extrait de l'eau de mer ou de saumures souterraines. On le retrouve dans des produits aussi différents que le sel de cuisine ou le chocolat en poudre. Souvent rapporté comme inoffensif, le E530 peut cependant avoir un effet laxatif à haute concentration. Certaines sources vont encore plus loin en recommandant la plus extrême prudence ou en recommandant de l'éviter. Dans l'état actuel des choses, leurs motivations ne sont pas encore clairement et complètement expliquées.

Le dioxyde de silicium (E551)

Première chose à savoir : le silicium représente plus de 25 % de la croûte terrestre. Deuxième chose à savoir : le dioxyde de silicium existe à l'état naturel dans l'alimentation végétale, et notamment dans les céréales. Troisième chose à savoir : selon un rapport d'étude du Ministère français de l'Écologie, du Développement durable et de l'Énergie, plus de 100 000 tonnes de dioxyde de silicium nanoparticulaire ont été fabriquées ou importées en

France en 2014 pour divers usages dont des produits pharmaceutiques (ce qui, vu les légitimes suspicions qui entourent les nanoparticules, est tout de même un comble), des parfums, des cosmétiques et… la fabrication de produits alimentaires. Tout à la fois antiagglomérant, antimousse et support, le dioxyde de silicium est jusqu'à présent habituellement considéré comme relativement inoffensif pour la santé humaine. Le véritable problème réside dans le fait qu'il fait partie des additifs pouvant aujourd'hui être commercialisés sous forme de nanoparticules (la mention de la présence de nanoparticules échappant à toute règle d'étiquetage). La nanotechnologie alimentaire pose de très sérieuses questions de santé à court, moyen et long terme. Et, en outre, elle est loin d'être correctement encadrée par des législations européennes et nationales qui jouent délibérément la carte du « laisser-faire » en faveur des industriels et au détriment des consommateurs. Du fait de sa présence sous forme de nanoparticules, le dioxyde de silicium risque fort de ne pas rester longtemps dans la catégorie des additifs alimentaires relativement inoffensifs et d'être logiquement classés dans les additifs très suspects, voire toxiques avérés. Dès à présent, en cas de présence de dioxyde de silicium dans un aliment, la plus extrême prudence est donc de mise. Par simple principe de précaution, mieux vaut choisir un autre aliment qui n'en contient pas.

Les acides gras (E570)

Stabilisant de mousse, agent de glaçage et antimoussant d'origine animale ou végétale, l'additif codifié sous la référence E570 et également connu sous le nom d'« acide stéarique », est fabriqué à base de soja, de colza, de maïs ou de coton qui sont bien souvent d'origine transgénique. En outre, l'utilisation de graisses animales à la réputation parfois sulfureuse (graisses bovines et/ou porcines) n'est jamais exclue. Malgré cela, cet additif est encore classé parmi les additifs inoffensifs dans l'état actuel des connaissances. Cependant, l'origine transgénique des acides gras pose question et soulève pas mal de problèmes. Pas étonnant, dès lors, que le E570 soit logiquement exclu de toute filière alimentaire biologique. Malheureusement largement utilisés (notamment dans les chewing-gums, les confiseries, le sel de cuisine, le sucre glace, le beurre…), les acides gras trans soulèvent bien des questions au niveau de la santé humaine. Ils ont des effets nocifs unanimement reconnus par tous les experts compétents et indépendants de l'industrie agroalimentaire : cancer du sein, hypercholestérolémie, athérosclérose, diabète (avec résistance à l'insuline), risques cardiovasculaires, dysfonctionnement hépatique, troubles psychiatriques… Sans oublier le fait que plusieurs dérivés d'acides gras industriels sont très fortement soupçonnés de cancérogénicité. L'additif E570 est peut-être officiellement classé parmi les additifs inoffensifs à ce jour, mais ce caractère inoffensif a de très étroites limites. Un consommateur averti…

Le stéarate de magnésium (E572)

Antiagglomérant et émulsifiant d'origine naturelle, le stéarate de magnésium a comme objectif premier de diminuer les coûts de production des industriels du secteur. Formé sur la base d'un acide gras saturé (l'huile de coton et la très controversée huile de palme sont souvent utilisées, bien que le recours à des graisses animales ne soit jamais exclu) et de magnésium, le stéarate de magnésium empêche les poudres de « coller » dans les gélules. Utilisé aussi bien dans le domaine pharmaceutique qu'en agroalimentaire industriel, le E572 – en permettant de réduire sensiblement les coûts de production – est quasi universellement utilisé dans les fabrications de masse, typiques de la nourriture « *low cost* ». Bien qu'il soit très, très largement utilisé, il est bizarrement absent de la liste officielle des additifs autorisés en Union européenne. Dès que l'on évoque le E572, seul le flou artistique permettant tous les abus et toutes les dérives est de mise. Comme si, diraient des esprits chagrins, les responsables européens n'osaient pas s'engager sur un additif qui peut poser de sérieuses questions de santé et donc aller à l'encontre des intérêts strictement financiers des industriels du secteur… Très logiquement exclu de la filière alimentaire biologique, le stéarate de magnésium – bien que toujours considéré comme inoffensif – est fortement soupçonné de contenir des matières premières oléagineuses transgéniques et hydrogénées ainsi que des résidus de pesticides et d'autres contaminants toxiques.

L'acide gluconique et ses dérivés (E574 à E579)

Le vin et le miel contiennent déjà de l'acide gluconique dans leur état naturel. Cependant, dans l'industrie alimentaire, une production biotechnologique est plus courante. On transforme du sucre de raisin en acide gluconique par des moisissures et leurs enzymes. Le maïs modifié génétiquement sert souvent de matière première. Sur l'emballage, cela n'est pas mentionné. Le E574 peut être utilisé comme additif dans tous les aliments, en quantité illimitée. L'acide gluconique est un acidifiant typique des limonades et d'autres boissons. Il stabilise aussi les colorants et les composants de légumes et de fruits en conserve. Dans les laiteries et les brasseries, on nettoie les tuyaux avec de l'acide gluconique pour prévenir les dépôts. Son dérivé E575 formé par la concentration d'acide gluconique régularise l'acidité dans la levure et se trouve également dans les saucisses de Vienne, les cervelas et d'autres saucisses crues, dans les poissons en conserve, les fruits de mer, ainsi que dans les préparations de légumes prêtes à cuire. Autres dérivés : les gluconates (référencés sous les numéros E576 à E578) sont des combinaisons chimiques de sodium, de potassium ou de calcium avec l'acide gluconique. Le E576 et le E577 améliorent l'efficacité des gélifiants dans les desserts. Avec le E578, on acidifie certains aliments diététiques, on les conserve ou on les enrichit de calcium. Enfin, le E579 est une combinaison dans laquelle du fer est lié chimiquement à de l'acide gluconique ou à de l'acide lactique. Il peut être utilisé pour donner une couleur noire aux olives vertes présentées en saumure dans les rayons des grandes surfaces. Fréquemment rapporté comme étant inoffensif dans l'état actuel des connaissances et à condition d'être ingéré à très petites doses, l'acide gluconique (et ses dérivés) a cependant un effet laxatif à doses plus élevées. Comme des matières premières d'origine transgénique (OGM) peuvent être utilisées, il est tout à fait normal que cet additif et ses dérivés ne soient pas autorisés dans la filière alimentaire biologique, et ce des deux côtés de l'Atlantique.

L'acétate de zinc (E650)

Dans le domaine agroalimentaire, cet exhausteur de goût de synthèse se retrouve essentiellement dans les gommes à mâcher. Il est également utilisé dans des compléments alimentaires ainsi que dans des pastilles médicamenteuses. Exclu de la filière alimentaire biologique aussi bien aux États-Unis qu'en Europe, l'acétate de zinc est habituellement rapporté comme étant sans danger aux doses alimentaires. Toutefois, il peut induire divers effets secondaires tels que de la fatigue, des réactions allergiques ou même des ulcères. Il faut cependant attendre les résultats de nouvelles recherches objectives et indépendantes pour confirmer ces effets secondaires. Par ailleurs, comme il s'agit d'un composé contenant du zinc, la plus grande prudence doit être de mise en cas de consommation régulière ou à hautes doses (sous la forme de compléments alimentaires, par exemple) en association avec certains antibiotiques. Enfin, il faut également garder en mémoire le fait que, chez certaines personnes, le zinc peut provoquer des nausées, des vomissements, de la diarrhée, un goût métallique dans la bouche, des problèmes rénaux et à l'estomac.

Les cires naturelles (E901 à E904)

Reprise sous la référence européenne E901, la cire d'abeille est sécrétée par les abeilles qui, prioritairement, l'utilisent pour construire les rayons à miel. Elle se compose principalement de myricyle palmitate, d'esters d'acide cérotique et de quelques paraffines à haute teneur en carbone. Dotées de très nombreuses propriétés intéressantes, notamment en médecine douce et naturelle, elle était l'un des ingrédients entrant dans le processus de momification dans l'Égypte antique. Déjà à leur époque, les Égyptiens en connaissaient les pouvoirs antibactériens et hydrophobes. Jadis, la cire d'abeille était l'ingrédient principal des cires utilisées dans les tablettes de cire à cacheter, les bougies… Aujourd'hui, la cire d'abeille est parfois utilisée par les industriels de la cosmétique (essentiellement pour des produits de beauté : rouges à lèvres, crèmes, lotions ou onguents) et par l'industrie pharmaceutique (elle entre dans la composition de certains médicaments). Par ailleurs, elle peut aussi servir au traitement de certains matériaux comme le cuir, le bois… En agroalimentaire industriel, la cire d'abeille sert surtout d'agent d'enrobage. Elle est aussi listée comme support, émulsifiant, stabilisant et épaississant. Reconnue comme étant sans effet secondaire connu à ce jour, la cire d'abeille est toutefois susceptible de présenter des effets allergènes chez certaines personnes. Selon la

Food and Drug Administration (FDA) américaine, ces effets indésirables seraient causés par des résidus de pollen et d'oléorésines (cette allergie peut être rapportée au niveau des cosmétiques utilisant cette substance par ailleurs naturelle). La substance pure est réputée faiblement toxique et est exclue de la filière alimentaire biologique tant aux États-Unis qu'en Europe. Ce qui s'explique aussi par le fait qu'elle est susceptible de contenir des restes de substances ou matières toxiques. C'est pourquoi la cire d'abeille blanche est nettoyée avec de l'acide chromique, du peroxyde d'hydrogène et d'autres moyens d'oxydation similaires après avoir été fondue. Comme il s'agit d'un produit assez onéreux, elle peut aussi être utilisée sous forme synthétique (et donc chimique).

Sous la référence E902, on retrouve la cire de candelilla : une substance d'origine naturelle extraite des feuilles et des tiges des arbustes *Euphorbia antisyphilitica* (candelilla) et *Euphorbia cerifera*, qui sont principalement originaires du désert du Mexique du nord. À l'heure actuelle, cet additif est considéré comme sans danger pour la santé humaine. Il faut toutefois souligner que peu de recherches indépendantes et fiables ont été réalisées à son sujet. Ce que l'on sait, cependant, c'est que la substance pure est hasardeuse par ingestion, modérément hasardeuse par contact cutané (irritation) et par inhalation. Comme cette cire est assez onéreuse, les industriels de l'agroalimentaire lui préfèrent souvent une version de synthèse. Utilisée comme agent d'enrobage, elle est notamment utilisée avec les confiseries, le café et ses succédanés, le thé, les infusions, les produits et préparations de boulangerie fine (croissants, pain de mie, pains viennois, brioches…), le surfaçage des fruits et des légumes, les compléments alimentaires…

L'additif E903 n'est autre que la cire de carnauba. La carnauba est extraite des feuilles d'un palmier poussant au Brésil et se trouve sous la forme de copeaux jaune-brun, cassants et fort odorants. Cette cire est obtenue par le battage des feuilles du palmier, lui-même suivi d'un raffinage et parfois d'un blanchiment. Riche en acides gras et en alcools gras (à eux deux, ils représentent au moins 90 % de la substance), cette cire est utilisée dans l'industrie cosmétique (pour des mascaras), mais aussi pour la fabrication de cirages pour chaussures et de cires automobiles, de cires pour parquets et de produits pharmaceutiques. Dans l'agroalimentaire, on la retrouve dans de nombreuses confiseries. Réputée comme étant sans effet secondaire dans l'état actuel des connaissances, elle peut toutefois provoquer une réaction allergique et de l'eczéma, en utilisation cosmétique. Les personnes qui ont développé une telle affection cutanée peuvent être sensibles à l'utilisation de cire de carnauba dans les denrées alimentaires. Cet enrobant, agent de charge, régulateur de l'acidité et support d'autres additifs est autorisé dans la filière alimentaire biologique aux États-Unis et aussi, sous certaines conditions, en Europe.

Enfin, l'additif E904 est la référence européenne qui cache la résine de shellac. Cette gomme-laque est une laque qui est tirée de la sécrétion d'une cochenille asiatique. La résine qui est obtenue arbore une couleur jaune-rouge. Elle se présente souvent sous la forme de paillettes que l'on dissout dans de l'alcool à 95°. Utilisée en ébénisterie (pour vernir le bois), mais aussi par l'industrie pharmaceutique, pour la fabrication de certaines colles et de diverses encres, la résine de shellac est aussi employée dans l'agro-industrie. Réputé à ce jour sans effet secondaire (malgré le fait que des réactions allergiques soient connues en cas d'utilisation cosmétique), cet additif – qui est exclu de la filière alimentaire biologique en Europe – est listé comme agent d'enrobage. Il est autorisé (sans limite quantitative) sur les confiseries, les chewing-gums, les compléments alimentaires, les thés et autres infusions, le café et les fruits et légumes (notamment les melons, pommes, poires et agrumes « trop brillants pour être honnêtes », si l'on ose dire). En théorie, si la peau d'un fruit est traitée avec l'additif E904, cela doit être mentionné sur l'étiquette. Mais de la théorie à la pratique…

La L-cystéine (E920)

La L-cystéine est un acide aminé sulfureux qui se trouve dans les protéines végétales et animales. Autrefois, l'acide aminé était produit par de la kératine issue de cheveux, d'onglons et de plumes. Depuis 2001, l'industrie agroalimentaire fait produire cette substance par des bactéries de sucre modifiées génétiquement. Le E920 est seulement autorisé comme aide à la pâtisserie. La pâte devient plus élastique, les petits pains et le pain deviennent plus aérés et volumineux lorsqu'on y ajoute cet additif. Il n'apporte toutefois rien aux propriétés nutritionnelles ou gustatives du produit dans lequel il est intégré. Cet additif est autorisé dans l'Union européenne dans les farines (sans limite de dosage), dans les biscuits pour nourrissons et pour les enfants en bas âge (à concurrence de 1 g/kg) et dans les préparations d'enzymes. Dans l'état actuel des connaissances, cet additif est réputé inoffensif. Bien qu'il soit d'origine naturelle, il peut cependant être produit à partir de micro-organismes transgéniques. Ce qui explique que, tant dans l'Union européenne qu'aux États-Unis, la L-cystéine alimentaire est exclue de la filière d'alimentation biologique.

Les gaz d'emballage (E938 à E949)

Les additifs codifiés E938 à E949 sont des gaz d'emballage, parfois appelés aussi gaz propulseurs. On les retrouve dans nombre d'aliments surgelés ou réfrigérés, ainsi que dans les bombes de crème chantilly industrielle. Plus spécifiquement, le E949 est du dihydrogène plus communément appelé hydrogène. Incolore et inodore, très abondant, on le retrouve naturellement dans l'eau et dans les composants organiques. Il est extrêmement inflammable. L'industrie agroalimentaire a cependant choisi une autre voie que la voie naturelle. Le E949 utilisé dans l'alimentation industrielle est notamment produit à partir d'hydrocarbures. En usage alimentaire, et sous réserve de nouvelles découvertes scientifiques, cet additif semble sans danger pour la santé humaine. À une exception près : l'inhalation d'hydrogène (à la place d'hélium, dans le but d'obtenir un effet de voix à la « Mickey Mouse ») est une pratique dangereuse, en regard des possibilités de réaction explosive du mélange air-hydrogène, à l'extérieur comme à l'intérieur de l'organisme, causées par une décharge d'électricité statique. Plus de vigilance s'impose aussi pour le E943a (butane) qui a provoqué des cancers chez des animaux de laboratoire et pour le E944 (propane), narcotique à fortes doses.

La thaumatine (E957)

La thaumatine désigne une famille de protéines qui sont présentes dans le fruit d'un arbre africain et tropical : le katemfe, que l'on connaît fort peu en Europe. En tant qu'additif alimentaire codifié E957 au niveau européen, la thaumatine est utilisée comme édulcorant, exhausteur de goût et masqueur d'amertume. Avec un pouvoir sucrant 2 à 3000 fois plus important que le sucre de table (à poids égal), la thaumatine est l'édulcorant naturel qui a le pouvoir sucrant le plus élevé. Il est utilisé dans les bonbons dits « sans sucre », dans diverses boissons aromatisées sans alcool à base d'eau, dans les desserts (laitiers ou non), dans les chewing-gums... Réputée inoffensive à ce jour, la thaumatine peut être utilisée par les industriels de l'agroalimentaire sans limite de dosage. Attention, toutefois : consommée à haute dose, elle peut avoir un effet laxatif et causer de légères douleurs abdominales. Autre bémol : bien qu'elle soit d'origine naturelle, la thaumatine peut être issue de bactéries transgéniques. Elle est donc interdite en alimentation biologique.

La néohespéridine DC (E959)

Synthétisée à partir de molécules extraites de la peau d'orange amère ou de pamplemousse, la néohespéridine DC (ou NHDC) est un édulcorant et exhausteur de goût qui possède un pouvoir sucrant environ 1500 fois supérieur à celui du sucre de table. Petit problème : cet additif présente un désagréable goût métallique. Cela n'empêche pas son utilisation dans des produits de boulangerie, des desserts, des boissons ou des confiseries. Sans oublier, hors secteur alimentaire, dans des dentifrices, des produits cosmétiques et pharmaceutiques. Le E959 est réputé inoffensif dans l'état actuel des connaissances. Il existe néanmoins en Europe une dose journalière admissible (DJA) fixée entre 0 et 5 mg/kg de masse corporelle par jour. Le E959 est exclu de l'alimentation biologique.

Les glycosides de stéviol (E960)

Cet édulcorant d'origine naturelle est extrait de la plante stévia et présente un pouvoir sucrant 2 à 300 fois supérieur à celui du saccharose (le sucre de table classique). Utilisé à l'échelle industrielle dans nombre de yaourts édulcorés et de boissons réputées light, l'additif E960 ne présente aucun effet secondaire connu actuellement. Tout juste peut-on parler de quelques rares cas d'allergie avec la substance pure. Ce E960 est souvent présenté comme une alternative naturelle aux édulcorants chimiques plus que douteux (dont l'aspartame).

L'invertase (E1103)

Présenté sous la référence européenne E1103, l'invertase est une enzyme produite par une levure, la *Saccharomyces cerevisiae*. À l'état naturel, l'invertase est présente dans la muqueuse de l'intestin grêle. Son rôle est l'hydrolyse du saccharose alimentaire (c'est-à-dire du sucre). Chez les abeilles, l'invertase est utilisée pour convertir le nectar en miel. Dans l'agroalimentaire, cet additif vise à augmenter la durée de vie des produits industriels. Listé comme stabilisant et présent dans des confiseries, des pâtes d'amande..., cet additif E1103 semble apparemment sans risque, du moins dans l'état actuel des connaissances. Toutefois, certaines sources affirment que les personnes sujettes à certaines allergies pourraient éprouver une réaction à manger ou simplement à manipuler de l'invertase.

De A(spartame) à S(ulfite) : zoom sur cinq additifs alimentaires courants très controversés

On s'en est aperçu à la lecture des pages qui précèdent : ce n'est pas parce que tel ou tel additif est autorisé par la règlementation internationale ou européenne qu'il est sans danger pour la santé. À la condition de respecter scrupuleusement certaines conditions et de réduire drastiquement l'effet d'accumulation dans l'organisme, certains additifs sont moins dangereux que d'autres. À l'opposé, il existe aussi plusieurs additifs qui, bien qu'autorisés, sont aujourd'hui considérés comme des toxiques avérés par tous les experts compétents et indépendants de l'industrie. Pire : certains sont utilisés massivement, dans un très grand nombre de produits, par les fabricants.

L'aspartame (E951)

Cet édulcorant et exhausteur de goût de synthèse passe à juste titre pour être l'une des substances les plus douteuses utilisées par l'agroalimentaire industriel. Il est présent dans tant de produits et ses effets sur la santé semblent si dramatiques qu'il mérite vraiment que l'on s'y attarde et que l'on fasse un point objectif sur la question.

Issu de la chimie, l'aspartame est un édulcorant de synthèse qui a fait son apparition au milieu des années 1960 suite aux travaux du chimiste américain James Schlatter. Sur un plan spécifiquement réglementaire, cet édulcorant découvert un peu par hasard a été pour la première fois autorisé, uniquement pour les aliments solides à l'époque, par la Food and Drug Administration (FDA) américaine. C'était en juillet 1974. Moins d'une dizaine d'années plus tard, son usage est étendu aux liquides. Dès 1981, l'aspartame est également autorisé par un comité regroupant l'Organisation mondiale de la Santé (OMS) et l'Organisation pour l'alimentation et l'agriculture (FAO). La même année, il est aussi autorisé par l'Union européenne. Enfin, il est autorisé en France dès 1988.

Comme son pouvoir sucrant est environ 200 fois supérieur à celui du saccharose et qu'il est relativement peu cher à produire, l'aspartame est une véritable aubaine pour les industriels de l'agroalimentaire qui l'utilisent désormais massivement pour édulcorer les boissons et les aliments dits « à faible apport calorique » ou « lights » : sodas, chewing-gums, aliments pour régime, yaourts, jus de fruits... Au total, on estime que, au niveau mondial, ce sont actuellement plus de 6000 produits alimentaires différents, solides et liquides confondus, qui contiennent de l'aspartame.

De l'aspartame dans les médicaments ?

À titre informatif, il convient de signaler le fait que l'aspartame est aussi incorporé à certains médicaments et à divers complexes vitaminiques. On estime qu'environ 500 produits issus de l'industrie pharmaceutique recèlent de l'aspartame, la plupart du temps à l'insu des consommateurs.

Problème : depuis sa mise sur le marché, l'aspartame est au cœur des plus vives polémiques. D'un côté, on trouve les industriels qui, sans surprise, affirment que cette substance chimique est régulièrement réévaluée, ce qui est vrai. Et que la preuve de sa toxicité n'a pas encore été apportée, ce qui est nettement moins vrai. Pour étayer leurs propos, ils n'hésitent pas à se reposer sur diverses études. Mais lorsque l'on constate, comme on l'a d'ailleurs vu précédemment, suivant quels protocoles assez discutables ces études très parcellaires sont menées, leurs résultats doivent être considérés avec la plus grande méfiance. Et les experts qui les défendent bec et ongles aussi. Une fois encore, ce ne sont pas les conflits d'intérêts qui manquent.

Beaucoup plus objectivement, on découvre aujourd'hui, aussi bien dans la presse écrite que sur Internet, des dizaines, des centaines de témoignages de consommateurs de « produits à l'aspartame ». Des témoignages plus interpellants les uns que les autres et qui décrivent, parfois avec un souci du détail qui fait froid dans le dos, les méfaits concrets de l'aspartame et les problèmes de santé que cette substance chimique induit. Y sont tour à tour évoqués des maux de tête, de la fatigue chronique, de l'anxiété persistante, divers troubles auditifs, des insomnies, de l'agressivité… Bien entendu, ces témoignages n'ont pas de véritable valeur scientifique, mais leur simple existence, en aussi grand nombre, donne déjà une indication quant à la dangerosité de la substance.

D'une manière beaucoup plus scientifique et donc peut-être encore plus inquiétante, de nombreux chercheurs et scientifiques reconnus et indépendants apportent leur pierre à l'édifice et confirment l'extrême dangerosité de l'aspartame. On peut ainsi évoquer l'étude menée par le généticien mexicain Juan Manuel Aparicio Rodriguez, étude dont les principaux résultats ont été publiés en octobre 2009. De ses travaux, il ressort que l'on peut associer l'aspartame à plus de 200 maladies différentes qui vont des migraines à la dépression, des problèmes thyroïdiens aux tumeurs cérébrales ou des scléroses aux hémorragies cérébrales. Sans oublier, souligne-t-il aussi, que l'aspartame augmente l'appétit.

Le scientifique mexicain est loin d'être le seul à mettre l'aspartame en cause et à lier sa consommation à de très nombreux problèmes de santé, y compris les plus graves. Il est impossible de citer ici toutes les études fiables, tous les tests vraiment scientifiques et toutes les recherches menées avec l'indépendance et la rigueur exigées qui, en un mot, qualifient l'aspartame de poison. On peut cependant encore citer le scientifique italien Soffriti qui a démontré que l'aspartame peut être lié à certains cancers. Et, surtout, le docteur H.J. Roberts, du Palm Beach Institute. C'est « le » spécialiste mondial de l'aspartame. Personne ne peut contester ses compétences et sa totale indépendance par rapport aux fabricants du secteur agroalimentaire et à leurs lobbies. Ses travaux et ses avis n'en ont que plus de pertinence et d'irréfutable valeur. Il y a une vingtaine d'années de cela, il mettait déjà en garde contre les dangers de l'aspartame. Dans un article paru en 1997 dans la réputée revue médicale *The Lancet*, il déclarait que « … notre société est menacée par une catastrophe… inévitable et imminente si l'utilisation des produits contenant de l'aspartame ne prend pas fin immédiatement… ».

Les neurones attaqués de manière irréversible

Diverses études scientifiques rigoureuses menées, entre autres, par le Docteur H.J. Roberts témoignent du fait que des additifs tels que le E621 (le glutamate monosodique, exhausteur de goût) ou le E951 (l'aspartame, édulcorant) peuvent porter gravement atteinte au cerveau. Ces études ont montré que ces substances peuvent, en fonction des doses ingérées, attaquer les neurones de manière irréversible en seulement une poignée d'heures.

Deux décennies après cette déclaration fracassante du spécialiste mondial de l'aspartame, les faits lui donnent raison. Et ses travaux sont sans cesse confirmés par de nouvelles études aussi rigoureuses qu'implacables. Alors qu'il est désormais acquis que – contrairement à ce que certains nutritionnistes et diététiciens tentent de faire croire à leurs clients – l'aspartame ne procure aucun bénéfice concret dans le contrôle du poids (au contraire, il semble prouvé que les consommateurs de produits « lights » augmentent la plupart du temps, de manière consciente ou non, leurs portions alimentaires et que l'aspartame déclenche une envie de manger dans les minutes ou les heures qui suivent son absorption), cet édulcorant de synthèse – longtemps produit par la très sulfureuse société Monsanto – reste autorisé dans de nombreux pays, dont plusieurs pays européens. Par contre – et c'est une bonne nouvelle ! – cette substance aux odeurs de soufre est interdite au Japon depuis les années 1970. À n'en pas douter une seule seconde, voilà un exemple à suivre. Il est également interdit en alimentation biologique.

Le glutamate de sodium (E621)

Codifié sous la référence européenne E621, cet exhausteur de goût est l'un des plus controversés qui soit.

Très présent dans nombre de préparations asiatiques, mais aussi dans les bouillons cubes, des fonds de viandes, des soupes et potages, des chips, des sauces industrielles, des assaisonnements, des plats cuisinés… le glutamate de sodium semble être l'exhausteur de goût le plus utilisé par l'industrie agroalimentaire. Et pour cause : il permet de camoufler à peu de frais l'absence totale de saveur des aliments transformés industriellement.

Afin de compliquer encore un peu plus la vie au consommateur attentif à sa santé, le glutamate de sodium peut être mentionné sous diverses appellations dans les listes d'ingrédients : glutamate de sodium ou glutamate monosodique (E621), acide glutaminique (E620), glutamate monopotassique (E622), diglutamate de calcium (E623) ou glutamate d'ammonium (E624), diglutamate de magnésium (E625). Il peut aussi être repris sous le sigle GMS (en français) ou MSG (en anglais). Il est interdit en alimentation biologique sous toutes ses formes (du E620 au E625).

L'effet gourmand et pervers du glutamate

Tout le monde a déjà eu un paquet de chips dans les mains. Et quasiment tout le monde a éprouvé l'irrésistible envie de le terminer. Même sans avoir faim. C'est l'un des effets pervers du glutamate : il incite à manger encore et toujours plus. Et donc à consommer toujours plus de produits alimentaires industriels. Question : « À qui profite le crime » ? Certainement pas au consommateur, en tout cas !

En augmentant artificiellement et anormalement l'appétit, la substance dérègle les sensations de faim et de satiété. Cet effet du glutamate est d'autant plus dangereux que dans tous les pays où sévit la malbouffe industrielle, les problèmes de surpoids, d'obésité, voire d'obésité morbide sont en plus en plus alarmants. Mais ce n'est pas tout : le glutamate provoquerait également une trop grande sécrétion d'insuline impliquée dans le développement du diabète de type 2.

Comme il fallait s'y attendre, les fabricants avancent le même discours qu'avec l'aspartame et se reposent sur le même genre d'études et d'experts pour justifier leur utilisation massive de cette substance de synthèse. Selon eux, cet exhausteur de goût serait totalement inoffensif, même lorsqu'il est consommé en grandes quantités. C'est cependant loin d'être un avis partagé par les meilleurs scientifiques indépendants…

Même s'il est autorisé des deux côtés de l'Atlantique (ce qui, encore une fois, n'apporte aucune garantie quant à son innocuité), nombre de chercheurs, de médecins et de scientifiques remettent son utilisation en question. En dehors du dérèglement de l'appétit qu'il occasionne, ils l'accusent aussi de porter gravement atteinte au cerveau et de favoriser l'apparition et/ou l'aggravation de nombreux troubles neurologiques graves dont les maladies de Parkinson et d'Alzheimer. En très fortes concentrations (consommation régulière de chips, de bouillons cubes, de plats cuisinés...), le glutamate déclenche un processus appelé « processus d'excitotoxicité » qui peut être mortel pour les neurones. À doses plus faibles, il semble aussi exister de très sérieux doutes sur les effets à long terme de la substance. Et il existe encore des craintes supplémentaires quant à la vulnérabilité des plus jeunes consommateurs : les enfants.

Par ailleurs, le glutamate provoque aussi chez les personnes les plus sensibles le « syndrome du restaurant chinois ». Celui-ci se manifeste entre autres par des maux de tête, un manque de sensations dans la nuque, des courbatures, de la nausée, des flushs faciaux, des sensations de brûlure et des douleurs cardiovasculaires. Heureusement, les cas de « syndrome du restaurant chinois » restent relativement rares.

Expert reconnu dans le monde entier et véritable référence dans la sphère scientifique, le Docteur Russell Blaylock est un neurochirurgien, nutritionniste et spécialiste du cancer qui, tout au long de sa carrière, n'a cessé de dénoncer les dérives du monde médical, de l'industrie pharmaceutique et de l'industrie agroalimentaire. Professeur d'université, auteur de plusieurs ouvrages et membre de diverses associations scientifiques de renom, il est entre autres l'auteur d'un véritable ouvrage de référence : « *Excitotoxins The Taste that Kills* » paru en 1997 et rédigé suite au décès de son père atteint de la maladie de Parkinson.

Allant résolument à l'encontre des intérêts mercantiles de plusieurs secteurs industriels parmi les plus puissants (secteurs pharmaceutiques et agroalimentaires, notamment), il a constaté que le GMS (autre appellation du glutamate de sodium) est, selon ses termes, un « puissant stimulateur » pour les tumeurs cancéreuses, rendant parfois incurable un cancer qui aurait pu être soigné. Au cours d'une interview réalisée par Mike Adams, du site Natural New, le Dr Blaylock explique que le glutamate monosodique « ... rend les cellules cancéreuses plus mobiles et provoque la multiplication des métastases. Et les cellules exposées au GMS finissent par apparaître au travers des tissus, ce qui est un des premiers signes du cancer. Lorsque vous augmentez le niveau de glutamate, le cancer s'amplifie comme un feu de paille et lorsque vous bloquez le glutamate, cela ralentit la progression du cancer de manière impressionnante. Les chercheurs ont fait certaines expériences où ils ont utilisé des agents pouvant bloquer le glutamate en combinaison avec les soins conventionnels, comme la chimiothérapie, et cela a donné de bons résultats. Cela a renforcé l'efficacité des soins... ».

Au cours de la même interview, il affirme aussi que si l'utilisation des excitotoxines telles que le glutamate de sodium et l'aspartame était interdite, on observerait une diminution spectaculaire de l'obésité, de certains cancers, de problèmes d'autisme et de maladies neurodégénératives (Parkinson, Alzheimer).

Des dizaines d'effets secondaires indésirables

Suite à des travaux menés en collaboration avec le Docteur Schwartz, le Dr Russel Blaylock dresse aussi une liste de dizaines d'effets secondaires étroitement liés à la toxicité du GMS (ou glutamate de sodium) : lésions ou ulcères dans la bouche, tachycardie, prise de poids, raideur des muscles des mâchoires, arythmies (avec possibilité d'arrêt cardiaque fulgurant), vertiges et étourdissements, tendinites et douleurs articulaires, gonflement et/ou douleurs à l'anus, palpitations, soif intense, douleurs abdominales, modification (à la hausse ou à la baisse) de la pression sanguine, diarrhée ou constipation, crampes d'estomac, irritation des intestins, rétention d'eau, spasmes du côlon, douleurs musculaires, dépression et diminution de la motivation, confusion mentale et état bipolaire, anxiété et crises de panique, toux chronique, troubles du sommeil et fatigue chronique, augmentation de la pression oculaire, troubles de l'équilibre, troubles de la prostate, migraines, syndrome de la « jambe qui tremble », vessie non contrôlable, troubles de l'attention, hyperactivité chez les enfants, troubles de l'élocution, maladies neurodégénératives, douleurs rénales, infertilité, douleurs dentaires, comportements antisociaux et agressivité, démangeaisons et éruptions cutanées, picotements dans diverses régions du corps (jambes, pieds, visage...), pertes de mémoire, problèmes thyroïdiens...

Le sorbitol (E420)

Substitut du sucre dit « de table », le sorbitol est un polyol ou sucre-alcool. Cet additif de synthèse est listé au standard du Codex européen comme édulcorant et agent de charge (c'est-à-dire une substance autre que l'air ou l'eau, qui leste une denrée alimentaire sans pour autant modifier notablement sa valeur calorique).

Bien que le sorbitol existe à l'état naturel dans des fruits tels que la pêche, la prune ou le pruneau, le secteur agroalimentaire n'utilise pas de sorbitol naturel, mais lui préfère une version chimique réalisée à base d'amidon (amidon de maïs en tout ou en partie) dont diverses enzymes produisent du glucose. Celui-ci est ensuite converti chimiquement en sorbitol. Important à souligner et peu rassurant : l'amidon de maïs et les enzymes peuvent être transgéniques (OGM).

Si l'on doit en croire les autorités en charge de la sécurité alimentaire, le sorbitol serait sans véritable danger pour la santé humaine à condition qu'il soit consommé de manière très modérée. Cependant, à toutes les doses, il peut avoir des effets laxatifs qui ne sont jamais à exclure. En particulier chez les enfants qui y sont beaucoup plus sensibles que les adultes. Une intolérance peut aussi être enregistrée. Celle-ci peut s'accompagner de complications gastro-intestinales.

L'un des problèmes posés par cet additif chimique est que son pouvoir sucrant est plus faible que celui du saccharose. Les fabricants de produits alimentaires sont donc obligés de l'ajouter en quantités plus importantes dans leurs produits afin de leur conférer une certaine saveur sucrée. Totalement artificielle, certes, mais sucrée tout de même... Or, il est désormais acquis (sauf pour les industriels du secteur, semble-t-il !) que le sorbitol présente d'indéniables risques à hautes doses. C'est-à-dire aux alentours de 50 grammes pour les consommateurs adultes, mais seulement 20 grammes pour les enfants. Sachant qu'une seule confiserie dite « sans sucre », mais contenant du sorbitol, en contient entre deux et trois grammes (il suffit donc de moins de 10 bonbons pour atteindre le seuil fatidique pour un enfant) et qu'une barre chocolatée fine en contient environ 10 grammes (il suffit alors de deux barres pour atteindre le même seuil).

Sorbitol et chewing-gum : effet laxatif garanti !

Selon un article publié en 2008 dans le *British Medical Journal* dont personne ne pourrait contester le sérieux, deux cas de perte importante de poids ont été constatés à Berlin. Une femme âgée de 21 ans a ainsi perdu pas moins de 11 kilos tandis qu'un homme de 46 ans en a perdu le double. Par ailleurs, ces personnes se sont également plaintes de divers autres symptômes : douleurs abdominales et problèmes intestinaux.

Interrogés sur leurs habitudes alimentaires, ces deux patients ont expliqué « consommer des quantités substantielles de friandises sans sucre ». Plus de vingt gommes par jour dans un cas, auxquelles il convenait d'ajouter six à sept bonbons sans sucre. Et dans le second cas, 16 chewing-gums par jour en moyenne. Soit des quantités quotidiennes de sorbitol pouvant atteindre plus de 40 grammes !

Après examen, les gastro-entérologues berlinois ont conclu que ces symptômes étaient directement liés à la grande consommation de chewing-gums « sans sucre » contenant du sorbitol. Effet laxatif et perte alarmante de poids garantis ! La suite leur a donné raison : l'arrêt de la consommation de ces chewing-gums a permis de stopper ces symptômes.

Codifé sous la référence européenne E420 et totalement interdit dans la filière alimentaire biologique, le sorbitol peut être ajouté à une large gamme d'aliments divers, sans limite de dosage autre que celle estimée nécessaire par le producteur. Il entre dans la composition de nombreux produits alimentaires « lights » : des confiseries, mais aussi des boissons, des pâtes à tartiner… S'il a un impact plus faible que le sucre classique sur la glycémie, il reste cependant très difficile à assimiler par l'organisme et apporte énormément de calories au consommateur qui ne s'en doute pas un instant (les fabricants utilisent environ deux fois plus de sorbitol que de saccharose pour obtenir la même saveur sucrée). Autre risque majeur : en consommation excessive, le sorbitol peut provoquer cataracte et neuropathie. Il pourrait aussi aggraver le symptôme du côlon irritable et d'autres troubles similaires.

Malgré son utilisation en cosmétique industrielle et dans plusieurs médications chimiques laxatives, le sorbitol est vivement déconseillé aux femmes enceintes et à celles qui allaitent.

Les colorants (E100 à E180)

Les colorants ne sont pas une nouveauté en alimentation. Il y en a même qui sont utilisés depuis plusieurs siècles. C'est le cas du curcuma, du jus de betterave ou du paprika, parmi d'autres. Excellente nouvelle : ces colorants naturels étaient et restent, en usage normal, sans danger pour la santé des consommateurs. Les problèmes ont commencé à survenir dès lors que l'industrie agroalimentaire s'est mise à utiliser de manière quasiment exclusive des colorants chimiques. C'est alors que les gros problèmes ont vraiment commencé !

Ne soyons pas alarmistes : codifiés au niveau européen à partir de E100, tous les colorants actuellement utilisés ne sont pas hautement toxiques. Certains d'entre eux passent même pour être assez inoffensifs en fonction des doses réellement ingérées et de la sensibilité de chaque consommateur. Leur nombre est, somme toute, assez élevé : la curcumine (E100, colorant jaune d'origine végétale), la riboflavine (E101, colorant jaune naturel), la chlorophylle (E140, colorant vert naturel), le charbon végétal (E153, colorant noir végétal, autorisé en alimentation biologique), les carotènes

(E160a, colorant orange d'origine naturelle ou synthétique), le rocou (E160b, colorant jaune-orangé naturel ou chimique, autorisé en alimentation biologique), la capsanthine (E160c, colorant rouge-orange naturel), le lycopène (E160d, colorant rouge-orange naturel), le bêta-apocaroténol (E160e, colorant jaune à rouge de synthèse), l'ester éthylique (E160f, colorant rouge-orange de synthèse), la lutéine (E161b, colorant jaune d'origine naturelle), le rouge de betterave (E162, colorant rouge d'origine végétale), les anthocyanes (E163, colorant rose à violet d'origine végétale) et le carbonate de calcium (E170, colorant blanc naturel, autorisé en alimentation biologique).

Si l'industrie n'utilisait que ces colorants-là, le consommateur pourrait être relativement content. Ou, à tout le moins, quelque peu rassuré. Comme on s'en doute, c'est malheureusement loin d'être le cas. Quantité d'autres colorants présentent une toxicité (plus que) supposée ou complètement avérée. Ce qui est d'autant plus révoltant et scandaleux que ce type d'additifs n'a, en fin de compte, aucune utilité en tant que telle et, surtout, n'offre absolument aucune valeur ajoutée pour le consommateur. Si ce n'est le tromper délibérément sur l'apparence visuelle des produits alimentaires et mettre sa santé en péril.

Produits alimentaires présentant les couleurs « flashy » de l'arc-en-ciel : méfiance !

Si l'on est prédisposé à l'allergie ou à l'intolérance alimentaire, si l'on souffre d'asthme ou d'inflammation de la membrane muqueuse, ou simplement si l'on désire protéger son plus précieux capital (sa santé), il convient d'éviter les aliments contenant des colorants azoïques tels que ceux repris sous les références européennes E110, E122, E123, E124, E129, E151, E154, E155 et E180.

Ils peuvent renforcer les symptômes déjà existants et, de plus, peuvent dégrader davantage l'état de santé. Les colorants azoïques peuvent causer des troubles digestifs, des selles anormales, des problèmes de concentration et de l'hyperactivité chez les enfants. Ces colorants peuvent provoquer de la dermite. Ils sont aussi nuisibles aux poumons, au système lymphatique, au pancréas et au système nerveux. Enfin, ils peuvent générer des anomalies chromosomiques, et peuvent encore être responsables de problèmes aux yeux et au foie.

L'un des problèmes posés par ce type d'additifs est qu'il est impossible d'y échapper : les colorants sont présents dans tous les produits alimentaires industriels. Qu'on le veuille ou (surtout !) qu'on ne le veuille pas, ils entrent immanquablement dans notre alimentation quotidienne. De force. Et en masse.

Même si des colorants naturels tels que le jus de betterave (E162) existent toujours, les principaux fabricants utilisent de manière privilégiée des colorants de synthèse très peu coûteux qui leur permettent de maximiser leur marge bénéficiaire. Avantage supplémentaire : ces colorants chimiques donnent aux produits des couleurs plus éclatantes (et souvent totalement irréalistes), ce qui les rend plus attirants aux yeux d'une certaine clientèle. Les colorants donnent donc à certains consommateurs l'illusion d'un produit attrayant et gourmand. Mais, une fois encore, ce n'est jamais qu'une piètre illusion… Si, dans la majorité des cas, les colorants naturels se montrent assez inoffensifs, c'est loin d'être le cas des molécules chimiques. C'est d'ailleurs bien pour cette raison que les colorants figurent en bonne place dans ce chapitre consacré aux additifs aussi courants que dangereux pour la santé.

Directeur général du Center for Science in the Public Interest (CSPI), un puissant groupe de défense des consommateurs installé aux États-Unis, Michael Jacobson a parfaitement résumé la situation dans un communiqué paru en 2011, repris en juillet de la même année par Médiapart : « … Ces colorants n'ont aucune raison de se trouver dans des aliments, si ce n'est pour leur donner une apparence attirante… Ils sont souvent utilisés de ce fait dans des aliments de mauvaise qualité pour attirer les enfants ou simuler la présence de produits naturels sains comme les fruits… ».

Il y a déjà une dizaine d'années de cela, une très sérieuse étude menée par Donna MacCann, de l'Université de Southampton, et dont les résultats ont été publiés en novembre 2007 dans la célèbre revue scientifique *The Lancet*, mettait en évidence de manière irréfutable que plusieurs colorants chimiques largement utilisés par l'industrie agroalimentaire sont susceptibles de réagir en présence de benzoate de sodium de manière à provoquer des troubles de l'attention chez les enfants. Pour rappel, le benzoate de sodium est un conservateur de synthèse, codifié sous la référence E211, dérivé de l'acide benzoïque, qui a des effets nocifs pour le foie et le cerveau (maladie de Parkinson), et peut provoquer asthme, éruptions cutanées et chocs anaphylactiques.

Il a aussi été établi que, en association avec divers conservateurs, une demi-douzaine de colorants sont à l'origine de problèmes d'hyperactivité chez l'enfant. Par ordre de référencement européen, on parle ici de la tartrazine (E102, utilisée dans des moutardes, sauces industrielles, merguez…), du jaune de quinoléine (E104, utilisé dans des confiseries, desserts instantanés en poudre, chewing-gums, sodas…), du jaune orange S (E110, utilisé dans des confiseries, confitures, glaces…), de la carmoisine (E122, utilisée dans des boissons sucrées, confiseries, yaourts aromatisés…), du rouge cochenille A (E124, utilisé dans des confiseries, desserts lactés, yaourts aux fruits…) et du rouge allura AC (E129, utilisé dans des jus de fruits, confiseries, yaourts aux fruits, biscuits…).

Pour conforter le lien existant entre les colorants utilisés par l'agro-industrie et l'hyperactivité chez l'enfant, on peut mentionner les travaux du pédiatre américain Benjamin Feingold. Dans le courant des années 1970, il a traité avec un succès indéniable des enfants atteints d'hyperactivité simplement en leur prescrivant un régime alimentaire « différent » exempt de colorants artificiels. Sans avoir recours, comme cela se fait trop régulièrement, à des camisoles chimiques médicamenteuses qui portent encore plus atteinte à la santé présente et future des enfants.

Sous la pression des consommateurs et face à la légitime méfiance de ces derniers, les industriels ont plus ou moins discrètement remplacé il y a quelques années de cela les colorants les plus toxiques par… d'autres colorants qui portent un peu moins à polémique. Dans l'état actuel des connaissances en tout cas…

Cela étant, que ce soit spécifiquement en France ou à l'échelle européenne, la liste des colorants (essentiellement de synthèse) sujets à caution et qui se voient frappés d'interdiction ne cesse de s'allonger. Et pour cause : d'innombrables colorants ont été ou sont encore accusés d'être directement à l'origine de nombreux troubles et problèmes de santé, parmi lesquels des affections respiratoires ou des phénomènes allergiques cutanés (de l'urticaire à l'eczéma). Nombre de colorants sont aussi formellement accusés de contenir des composés chimiques cancérigènes.

Ainsi, par exemple, un célèbre fabricant de cola a discrètement modifié la recette de sa boisson-phare en mars 2012 parce que le colorant brun utilisé dans la préparation initiale était très fortement suspecté d'être hautement cancérigène.

Quelques conseils pour éviter les colorants alimentaires

Voici plusieurs conseils pratiques permettant de limiter la consommation, voire la surconsommation, de colorants alimentaires qui sont loin d'être tous anodins.

- Toujours lire les étiquettes des produits. Les colorants doivent y être mentionnés sous leur nom ou sous leur codification européenne (E100 à 180).
- Limiter drastiquement la consommation de produits industriels tels que les charcuteries, les confiseries, les desserts, les pâtisseries, les sodas qui, dans l'immense majorité des cas, sont bourrés de colorants chimiques.
- Privilégier la consommation de produits de qualité biologique ou, à défaut, de produits portant très clairement la mention « sans colorant ».
- Réapprendre à cuisiner (et par cuisiner, on entend autre chose que simplement réchauffer des préparations « prêtes à mâcher » vendues dans le commerce) en privilégiant des ingrédients de qualité. Cela permet non seulement d'avoir nettement plus de plaisirs gustatifs, de mieux équilibrer son assiette, de retrouver toute la convivialité de la vraie cuisine « faite maison » et de mieux maîtriser la qualité de son alimentation quotidienne.

Les sulfites (E220 à E228)

Ils s'appellent anhydride sulfureux (E220), sulfite de sodium (E221), sulfite acide de sodium (E222), disulfite de sodium (E223), disulfite de potassium (E224), sulfite de potassium (E225), sulfite de calcium (E226), sulfite acide de calcium (E227) et sulfite acide de potassium (E228). Ils sont listés au codex européen sous les références E220 à E228 et forment la grande mais redoutable famille des sulfites.

D'un sulfite à l'autre

Nombreux sont les sulfites utilisés comme additifs alimentaires. Chacun a son nom, son code et ses fonctions.

- Anhydride sulfureux (E220) : encore appelé oxyde de soufre, oxyde sulfureux ou dioxyde de soufre, il est utilisé en tant que conservateur et antioxygène. On le trouve notamment dans les fruits secs, le vin…
- Sulfite de sodium (E221) : il est utilisé en tant que conservateur, antioxygène, agent de blanchiment et agent de traitement des farines. Il a été utilisé pour la conservation de la viande, notamment hachée. Cela est maintenant interdit, mais des « indélicatesses » restent toutefois possibles.
- Bisulfite de sodium (E222) : aussi appelé sulfite acide de sodium ou sulfite de sodium hydrogène, il est utilisé en tant que conservateur, antioxygène et agent de blanchiment.
- Disulfite de sodium (E223) : aussi connu sous le nom de métabisulfite de sodium, il est utilisé en tant que conservateur, antioxygène, agent de blanchiment et agent de traitement des farines.
- Disulfite de potassium (E224) : parfois appelé métabisulfite de potassium, il est utilisé en tant que conservateur, antioxygène, agent de blanchiment et agent de traitement des farines.
- Sulfite de potassium (E225) : cette substance n'est pas autorisée en Europe comme additif alimentaire, mais reste actuellement autorisée en Australie et en Nouvelle-Zélande en tant qu'agent blanchissant.

- Sulfite de calcium (E226) : celui-ci est utilisé en tant que conservateur et antioxygène.
- Bisulfite de calcium (E227) : aussi appelé sulfite acide de calcium ou sulfite de calcium hydrogène, il est utilisé en tant que conservateur et antioxygène.
- Bisulfite de potassium (E228) : également connu sous les appellations de sulfite acide de potassium et sulfite de potassium hydrogène, il est utilisé en tant qu'antiagglomérant et conservateur.

Pour être complet, il faut encore mentionner l'hyposulfite de sodium (ou thiosulfate de sodium) répertorié sous la référence européenne E539. Pouvant servir de conservateur, antioxygène, agent de blanchiment ou agent de traitement des farines, il n'est pas autorisé en Europe comme additif alimentaire. S'il n'est pas directement un sulfite, en milieu acide, l'ion thiosulfate, sous forme d'acide thiosulfurique, produit entre autres du dioxyde de soufre.

Lorsque l'on évoque les sulfites, on pense bien entendu immédiatement au vin qui en contient naturellement. Le véritable problème vient de l'ajout de sulfites chimiques par les viticulteurs travaillant la plupart du temps à l'échelle industrielle. Les quantités de sulfites se trouvent ainsi considérablement augmentées, ce qui ne manque pas de causer divers problèmes de santé chez un nombre toujours croissant de consommateurs.

Dans le cas spécifique du vin, les sulfites jouent quatre grands rôles-clés.

◊ Ce sont des conservateurs : les sulfites protègent le vin de l'oxydation en se combinant à l'oxygène.

◊ Ce sont des antiseptiques et antifongiques : les sulfites permettent de contrôler la fermentation alcoolique en bloquant le développement des bactéries et de certaines levures.

◊ Ce sont des stabilisants : ils favorisent les levures les plus efficaces pour la fermentation alcoolique tout en bloquant celles qui le sont moins.

◊ Ce sont des dissolvants et clarifiants : les sulfites permettent d'accélérer la décomposition du raisin ainsi que la libération des tanins et des arômes. Ils clarifient le vin en précipitant certains composants comme les polyphénols.

Ce n'est cependant que la face émergée de l'utilisation des sulfites par les principales sociétés commercialisant du vin. Il existe une face immergée, beaucoup plus discrète et soigneusement camouflée, qui s'apparente tout simplement à une « affaire de gros sous ». Explication… Les principales sociétés du secteur vendent une partie de leur production dans l'Hexagone, mais travaillent surtout pour l'exportation. Or, les consommateurs américains, chinois, britanniques…n'ont aucune envie d'avoir de mauvaises surprises au moment de déboucher des flacons parfois payés à prix d'or. Les bouteilles bouchonnées notamment, ne sont pas du tout leur tasse de thé. De millésime en millésime, ils veulent reconnaître le vin qui leur plaît, redécouvrir des arômes et des saveurs similaires, quelles que soient les conditions de culture (météo…). Il n'y a pas trente-six manières d'arriver à ce résultat : les vins doivent être standardisés. C'est à ce point devenu une habitude dans certaines maisons, dont quelques noms réputés dans ce secteur, que des producteurs n'hésitent pas à utiliser des levures exogènes en éliminant les levures naturelles afin d'obtenir un résultat assez similaire année après année. En agissant de la sorte, ils mettent bien sûr à mal une grande partie de la magie du vin qui, en théorie, doit avant tout refléter son terroir. Mais ce que le vin perd en personnalité et en âme, il le gagne en chiffres de vente. CQFD ! Pour réaliser ce type de vin que l'on peut qualifier d'industriel et standardisé, l'utilisation et l'ajout de sulfites est obligatoire.

À l'opposé, les petits artisans respectueux de leurs vignes, de leur raisin, de leurs vins et des consommateurs préfèrent laisser s'exprimer la nature, même si celle-ci leur joue parfois quelques mauvais tours à grands coups d'intempéries, gelées tardives, averses de grêle ou sécheresses. Ils limitent drastiquement l'utilisation de substances chimiques, dont les sulfites, lors de l'élevage de leurs vins. Bonne nouvelle, donc, pour les vrais amateurs de vins pleins de charme et de personnalité : loin de proposer des produits standardisés et donc un peu aseptisés, ces vins changent d'année en année. De millésime en millésime. Bien sûr, ces vins sont produits en plus petites quantités que ceux qui sont avant tout destinés à prendre le chemin de l'exportation et à faire du chiffre. Et ils se montrent vraiment fort exigeants quant à leurs conditions de transport. C'est pour cela que ces petits nectars sont la plupart du temps commercialisés dans leur région d'origine et leur pays de production.

Les consommateurs sont d'ailleurs de plus en plus nombreux à se rendre compte de cette différence et à se tourner résolument vers des vins naturels et biologiques qui sont aujourd'hui de plus en plus réclamés. Ce qui a d'ailleurs incité les grandes maisons à réagir, souvent avec des moyens financiers et de communication très importants, pour défendre l'image quelque peu ternie de leurs produits. Comme elles sont très régulièrement attaquées sur leur utilisation « débridée » des sulfites, elles ont eu recours à un argument historique similaire à celui des industriels de l'agroalimentaire tentant de défendre leur utilisation massive d'additifs chimiques. Un argument historique qui, d'un côté comme de l'autre, n'a aucune pertinence réelle. Les sulfites utilisés par les Romains de l'Antiquité n'ont strictement rien à voir avec les substances chimiques utilisées aujourd'hui. Ces producteurs ont aussi tenté de faire croire que les vins sans sulfites étaient de très mauvaise qualité. Sans convaincre personne, bien évidemment. Puis, ils se sont lancés dans de grandes campagnes de communication pour valoriser leur dur labeur visant à... diminuer les doses de sulfites. Tiens donc !... N'empêche ! Si vous avez mal à la tête après avoir bu seulement un ou deux verres de vin, ne cherchez plus : la faute en incombe aux sulfites !

Les doses de sulfites, justement... C'est la règlementation qui fixe les teneurs maximales en sulfites admissibles. En suivant un principe général de base : plus les vins sont blancs et sucrés et plus ils ont besoin de sulfites pour être fabriqués et stabilisés. Et plus la règlementation autorise des teneurs maximales en sulfites. Sous réserve de modification de la règlementation en vigueur, ces teneurs maximales sont les suivantes :

◊ pour les vins rouges secs : 160 mg/l (soit environ 32 mg/verre)

◊ pour les vins blancs et rosés secs : 210 mg/l (soit environ 42 mg/verre)

◊ pour les vins demi-secs : 260 mg/l (soit environ 52 mg/verre)

◊ pour les vins doux naturels : 200 mg/l (soit environ 40 mg/verre)

◊ pour les vins liquoreux : 400 mg/l (soit environ 80 mg/verre)

◊ pour les vins mousseux et champagnisés : 210 mg/l (soit environ 42 mg/verre)

Il faut souligner qu'il s'agit là des doses maximales actuellement autorisées et que tous les vins que l'on trouve dans le commerce n'en contiennent pas nécessairement autant. Ainsi, certains vins naturels peuvent avoir des doses sensiblement plus faibles, descendant parfois jusqu'aux alentours de 5 mg/l (soit environ 1 mg/verre).

On estime habituellement qu'une personne allergique aux sulfites réagit dès la barre des 10 mg/verre. Une barre que tous les types de vins conventionnels dépassent allègrement. Les manifestations allergiques aux sulfites sont très reconnaissables et se manifestent par des douleurs abdominales, des problèmes cutanés (démangeaisons, urticaires, rougeurs…), des éternuements et d'autres manifestations ORL (nez qui coule, muqueuse nasale gonflée, nez bouché, larmoiement dans les yeux…), voire de l'asthme, des troubles digestifs. En effet, les sulfites à petite dose irritent quotidiennement la muqueuse digestive et sont probablement à l'origine de ballonnements et de digestions difficiles. Plus préoccupant, la muqueuse intestinale irritée n'est plus capable de se protéger et devient poreuse. Cette porosité, ou perméabilité intestinale, est la cause de nombreux problèmes de santé de type inflammatoire et perturbe aussi le fonctionnement du système immunitaire. La seule solution à envisager en cas d'allergie avérée est de… supprimer tous les produits contenant des sulfites. Ce qui est loin d'être simple car, hormis le vin, on en trouve aussi dans d'innombrables produits courants tels que les pommes de terre transformées en flocons ou en frites surgelées, dans les cornichons, dans la moutarde, dans les fruits secs… Ils permettent d'empêcher l'oxydation, de maintenir les couleurs des denrées et d'allonger leur durée de conservation. Ils font aussi partie des agents de traitement des farines. On peut les retrouver dans des produits alimentaires tels que les semoules, fécules et farines industrielles.

Délai variable

Le délai entre la consommation de sulfites et les réactions visibles est très variable : ces réactions se produisent en quelques minutes, en quelques heures, le lendemain ou le surlendemain de leur consommation. L'un des tests médicaux visant à chercher une sensibilité aux sulfites s'effectue d'ailleurs sur trois jours pour mettre en évidence ces réactions retardées.

Une directive européenne se rapportant à l'étiquetage des allergènes présents dans les produits alimentaires a modifié en 2005 la règlementation relative à l'utilisation des sulfites dans les aliments. Suivant cette directive, les sulfites doivent être mentionnés en toutes lettres dans la liste des ingrédients. Du moins si leur teneur atteint ou dépasse 10 mg/kg ou 10 mg/l. Dans le cas où la teneur est inférieure, les sulfites n'ont pas obligation d'être mentionnés de cette manière. Ce qui pose problème pour les personnes présentant une sensibilité car des manifestations allergiques sont susceptibles de se produire par effet de cumul quotidien. La protection assurée par cette directive est donc loin d'être sans faille.

Notes personnelles

En arrivant à la fin de cet ouvrage, une question vous viendra probablement à l'esprit : « Que peut-on encore manger sans mettre sa santé en danger ? ». La question est pertinente et mérite vraiment d'être posée.

Si, incontestablement, la plus grande prudence doit être de mise au moment de remplir son caddie, il ne faut cependant pas verser dans la plus extrême paranoïa. En effet, si certains additifs alimentaires pourtant autorisés par la règlementation européenne posent de très sérieux problèmes de santé selon les experts les plus compétents et les scientifiques indépendants, il est probable (on peut en tout cas l'espérer…) qu'une seule dose de la plupart de ces conservateurs, exhausteurs de goût, émulsifiants, colorants… ne suffira pas à provoquer un cancer, une maladie neurodégénérative ou n'importe quelle autre atteinte plus ou moins dramatique à votre santé.

Mais le problème n'en demeure pas moins bien présent. Et très préoccupant. Sans même évoquer les agissements parfois indélicats de certains industriels, sans même revenir sur des règlementations qui se montrent d'une souplesse surprenante et d'un laxisme que certains n'hésitent pas à qualifier de suspect, ce problème a une double origine. D'une part, il est dû à la répétition d'absorption liée à la consommation régulière de produits industriels contenant – parfois massivement – ces additifs. D'autre part, il est aussi lié à l'inévitable effet d'accumulation dans l'organisme. Un effet d'accumulation que plus aucun expert indépendant ne songerait à passer sous silence, mais que l'industrie concernée s'obstine encore à tenter de minimiser. Ou à nier, en dehors de toute réalité scientifique.

La vigilance la plus extrême doit donc être de mise. Dose après dose, l'accumulation progressive de certains additifs peut indéniablement nuire à votre santé. Parfois de manière irréversible. Parfois de manière fulgurante, aussi. Dans ce dramatique contexte, que faire ?

L'une des solutions passe à coup sûr par l'alimentation biologique. Certes, la filière alimentaire bio autorise quelques additifs alimentaires, mais un produit bio sera toujours plus sain (mais aussi plus intéressant d'un point de vue nutritionnel et sur le plan gustatif) qu'un très quelconque produit industriel de masse vendu à bas coût. Le bio est d'autant plus intéressant que, non content de privilégier les saveurs et de préserver la santé, il est nettement moins onéreux que certains veulent bien le faire croire. À condition de respecter certaines règles : éviter l'achat du bio dans les grandes surfaces qui surfacturent ce genre de produits, privilégier le vrac... Et comme, à poids équivalent, le bio se conserve beaucoup mieux que les produits traités issus des agricultures conventionnelles et prétendument raisonnées, donne nettement moins de déchets, mais fournit beaucoup plus de nutriments, il faut en manger moins pour arriver au même sentiment de satiété... tout en privilégiant sa santé. En fin de compte, et à la condition de prendre tous ces éléments en considération, le bio... ce n'est pas si cher !

Mais ce n'est pas tout ! D'une manière générale, il faut aussi avoir la volonté et prendre le temps de décrypter les emballages et les listes d'ingrédients des produits. Même si, malheureusement, elles n'indiquent pas toujours la totalité des composants. Cela étant, même en tenant compte de leurs lacunes délibérées (mais néanmoins légales), elles fournissent quand même certaines indications précieuses sur la composition des produits. Votre santé et celle de votre famille valent largement les quelques petites minutes nécessaires à les lire.

Enfin, il faut se rendre compte que l'agroalimentaire industriel est un univers toujours plus sombre et qui ne cesse d'évoluer. Pas vraiment dans le bon sens et trop peu souvent dans l'intérêt réel du consommateur. Régulièrement, avec une discrétion remarquable, de nouveaux additifs alimentaires apparaissent. Tandis que d'autres (à l'instar de l'exemple récent des phosphates autorisés dans les viandes surgelées pour les kebabs) sont légalement autorisés sans que cela apporte la moindre valeur ajoutée pour le consommateur, au contraire !

Le monde des additifs alimentaires bouge. Faites aussi « bouger » ce livre. Faites-le vivre ! Dans les pages suivantes, n'hésitez pas à actualiser la liste – déjà trop longue à ce jour – des nouveaux additifs autorisés par la réglementation européenne. Mettez aussi en évidence ceux qui, en fonction de l'avancement des recherches objectives, passent éventuellement d'une catégorie à une autre et qui de « potentiellement suspects » deviennent par exemple « toxiques avérés ».

Inscrivez enfin les additifs qui provoquent des réactions indésirables chez vous ou chez certains membres de votre famille. En portant une attention toute particulière aux enfants, aux femmes enceintes et aux personnes plus âgées qui sont généralement plus sensibles.

L'espace qui suit est avant tout le vôtre : profitez-en !

Ce n'est que par vos choix les plus judicieux et par une attention de tous les instants que vous pourrez limiter votre consommation d'additifs. Et donc préserver votre bien le plus précieux : votre santé !

Notes personnelles

Notes personnelles

Notes personnelles

Notes personnelles

Mémo

Découpez et pliez les pages suivantes pour vous fabriquer un livret « mémo » des additifs des chapitres : ***Les additifs alimentaires réputés les moins dangereux pour la santé : description, rôle...***, page 92 et ***De A(spartame) à S(ulfite) : zoom sur cinq additifs alimentaires courants très controversés***, page 121.

Vous pourrez ainsi l'avoir sous la main en toute circonstance.

Si vous ne souhaitez pas découper votre livre, vous pouvez télécharger un fichier à imprimer ou une version à lire sur mobile, sur notre site à cette adresse :

www.mosaique-sante.com/collection-qveriteq/163-additifs-alimentaires-mieux-les-connaitre-pour-eviter-leur-toxicite

ou

http://bit.ly/2FVxs4q

ou en flashant ce code :

Additifs controversés

Code UE	Nom	Catégorie	DJA	Bio	Dangerosité
E951	Aspartame	Édulcorant	40	-	Toxique
E621	Glutamate de sodium	Exhausteur de goût	ns	-	Toxique
E420	Sorbitol	Édulcorant	ns	-	Toxique
Les colorants (E100 à E180)	Colorants	Colorants	-	-	À vérifier page 130
E220	Anhydride sulfureux	Conservateur, anti-oxygène	0,7	-	Toxique
E221	Sulfite de sodium	Conservateur, anti-oxygène	0,7	-	Toxique
E222	Bisulfite de sodium	Conservateur, anti-oxygène	0,7	-	Toxique
E223	Disulfite de sodium	Conservateur, anti-oxygène	0,7	-	Toxique
E224	Disulfite de potassium	Conservateur, anti-oxygène	0,7	-	Toxique
E226	Sulfite de calcium	Conservateur, anti-oxygène, affermissant	0,7	-	Toxique
E227	Bisulfite de calcium	Conservateur, anti-oxygène	0,7	-	Toxique
E228	Bisulfite de potassium	Conservateur, anti-oxygène	0,7	-	Toxique

Additifs alimentaires - Mieux les connaître pour éviter leur toxicité
Philippe Chavanne - Éditions Mosaïque-Santé

Mémo (livret à découper et plier)

Additifs réputés les moins dangereux pour la santé

Code UE	Nom	Catégorie	Bio	Dangerosité
E100	Curcumine	Colorant	-	Peu ou pas toxique
E101	Riboflavine	Colorant	-	Peu ou pas toxique
E140	Chlorophylle, chlorophylline	Colorant	-	Peu ou pas toxique
E153	Charbon végétal médicinal	Colorant	Bio	Peu ou pas toxique
E160 a	Carotènes	Colorant	-	Respecter la DJA : 5
E160 c	Extrait de paprika, capsanthine, capsorubine	Colorant	-	Peu ou pas toxique
E160 d	Lycopène	Colorant	-	Peu ou pas toxique si d'origine naturelle
E160 e	Bêta-apocarotenol	Colorant	-	Respecter la DJA : 5
E160 f	Acide caroténoïque	Colorant	-	Respecter la DJA : 5
E161 b	Lutéine	Colorant	-	Peu ou pas toxique
E162	Rouge de betterave, bétanine	Colorant	-	Peu ou pas toxique
E163	Anthocyanes	Colorant	-	Peu ou pas toxique
E170	Carbonate de calcium	Colorant, anti-agglomérant, agent de texture	Bio	Peu ou pas toxique
E234	Nisine	Conservateur	-	Respecter la DJA

DJA : dose journalière admissible (mg/kg par jour) - ns : DJA non spécifiée
Bio : additif autorisé dans l'alimentation biologique

Code UE	Nom	Catégorie	Bio	Dangerosité
E260	Acide acétique	Acidifiant, correcteur d'acidité, exhausteur de goût, conservateur	-	Peu ou pas toxique
E261	Acétate de potassium	Acidifiant, correcteur d'acidité, conservateur	-	Peu ou pas toxique
E262	Acétate de sodium	Acidifiant, correcteur d'acidité, conservateur	-	Peu ou pas toxique
E263	Acétate de calcium	Acidifiant, correcteur d'acidité, conservateur, agent de texture	-	Peu ou pas toxique
E270	Acide lactique	Acidifiant, correcteur d'acidité, exhausteur de goût	Bio	Peu ou pas toxique
E290	Dioxyde de carbone	Conservateur, gaz propulseur et d'emballage	Bio	Peu ou pas toxique
E296	Acide malique	Acidifiant, correcteur d'acidité, exhausteur de goût	Bio	Peu ou pas toxique
E297	Acide fumarique	Acidifiant, correcteur d'acidité, exhausteur de goût	-	Respecter la DJA : 6
E300	Acide ascorbique et sels	Anti-oxygène	Bio	Peu ou pas toxique
E301	Ascorbate de sodium	Anti-oxygène	Bio	Peu ou pas toxique
E302	Ascorbate de calcium	Anti-oxygène	-	Peu ou pas toxique
E304	Palmitate d'ascorbyle	Anti-oxygène	-	Peu ou pas toxique
E315	Acide érythorbique	Anti-oxygène	-	Respecter la DJA : 6
E316	Erythorbate de sodium	Anti-oxygène	-	Respecter la DJA : 6

Code UE	Nom	Catégorie	Bio	Dangerosité
E943 b	Isobutane	Gaz d'emballage	-	Peu ou pas toxique
E944	Propane	Gaz d'emballage	-	Peu ou pas toxique
E948	Oxygène	Gaz d'emballage	Bio	Peu ou pas toxique
E949	Hydrogène	Gaz d'emballage	-	Peu ou pas toxique
E957	Thaumatine	Édulcorant	-	Douteux
E959	Neohespéridine DC	Édulcorant	-	Respecter la DJA : 5
E960	Stévia	Édulcorant	-	Peu ou pas toxique
E1103	Invertase	Stabilisant	-	Peu ou pas toxique

Code UE	Nom	Catégorie	Bio	Dangerosité
E572	Stéarate de magnésium	Épaississant	-	Douteux
E574	Acide gluconique	Acidifiant, correcteur d'acidité, poudre à lever	-	Peu ou pas toxique
E575	Glucono-delta-lactone	Acidifiant, correcteur d'acidité, poudre à lever, séquestrant	-	Peu ou pas toxique
E576	Gluconate de sodium	Acidifiant, correcteur d'acidité, séquestrant	-	Peu ou pas toxique
E577	Gluconate de potassium	Acidifiant, correcteur d'acidité	-	Peu ou pas toxique
E578	Gluconate de calcium	Acidifiant, correcteur d'acidité, séquestrant, affermissant	-	Peu ou pas toxique
E579	Gluconate ferreux	Fixateur de couleur	-	Peu ou pas toxique
E650	Acétate de zinc	Exhausteur de goût	-	Douteux
E901	Cires d'abeille	Agent d'enrobage	-	Peu ou pas toxique
E902	Cires de candelilla	Agent d'enrobage	-	Peu ou pas toxique
E903	Cire de carnauba	Agent d'enrobage	-	Peu ou pas toxique
E904	Shellac	Agent d'enrobage	-	Peu ou pas toxique
E920	L-cystéine et chlorhydrates	Diverses utilisations	-	Peu ou pas toxique
E938	Argon	Gaz d'emballage	Bio	Peu ou pas toxique
E939	Hélium	Gaz d'emballage	Bio	Peu ou pas toxique
E941	Azote	Gaz d'emballage	Bio	Peu ou pas toxique
E942	Protoxyde d'azote	Gaz d'emballage	-	Peu ou pas toxique
E943 a	Butane	Gaz d'emballage	-	Peu ou pas toxique

Code UE	Nom	Catégorie	Bio	Dangerosité
E322	Lécithines	Anti-oxygène, agent de texture	Bio	Peu ou pas toxique
E325	Lactacte de sodium	Acidifiant, correcteur d'acidité, anti-oxygène, humectant	Bio	Peu ou pas toxique
E326	Lactate de potassium	Acidifiant, correcteur d'acidité, anti-oxygène	-	Peu ou pas toxique
E327	Lactate de calcium	Acidifiant, correcteur d'acidité	-	Peu ou pas toxique
E330	Acide citrique	Acidifiant, correcteur d'acidité, anti-oxygène, exhausteur de goût, séquestrant	Bio	Peu ou pas toxique
E331	Citrate de sodium	Acidifiant, correcteur d'acidité	Bio	Peu ou pas toxique
E332	Citrate de potassium	Acidifiant, correcteur d'acidité	-	Peu ou pas toxique
E333	Citrate de calcium	Acidifiant, correcteur d'acidité	Bio	Peu ou pas toxique
E334	Acide tartrique	Acidifiant, correcteur d'acidité, anti-oxygène, exhausteur de goût, séquestrant	Bio	Respecter la DJA : 30
E335	Tartrate de sodium	Acidifiant, correcteur d'acidité, anti-oxygène	Bio	Respecter la DJA : 30
E336	Tartrate de potassium	Acidifiant, correcteur d'acidité, anti-oxygène	Bio	Respecter la DJA : 30

Code UE	Nom	Catégorie	Bio	Dangerosité
E337	Tartrate double de sodium et potassium	Acidifiant, correcteur d'acidité, anti-oxygène	-	Respecter la DJA : 30
E350	Malate de sodium	Acidifiant, correcteur d'acidité	-	Peu ou pas toxique
E351	Malate de potassium	Acidifiant, correcteur d'acidité	-	Peu ou pas toxique
E352	Malate de calcium	Acidifiant, correcteur d'acidité	-	Peu ou pas toxique
E353	Acide métatartrique	Acidifiant, correcteur d'acidité	-	Peu ou pas toxique
E354	Tartrate de calcium	Acidifiant, correcteur d'acidité	-	Respecter la DJA : 30
E355	Acide adipique	Acidifiant, correcteur d'acidité, exhausteur de goût	-	Respecter la DJA : 5
E356	Adipate de sodium	Acidifiant, correcteur d'acidité, exhausteur de goût	-	Respecter la DJA : 5
E357	Adipate de potassium	Acidifiant, correcteur d'acidité, exhausteur de goût	-	Respecter la DJA : 5
E400	Acide alginique	Agent de texture	Bio	Peu ou pas toxique
E401	Alginate de sodium	Agent de texture	Bio	Peu ou pas toxique
E402	Alginate de potassium	Agent de texture	Bio	Peu ou pas toxique
E403	Alginate d'ammonium	Agent de texture	-	Peu ou pas toxique
E404	Alginate de calcium	Agent de texture	-	Peu ou pas toxique
E406	Agar-agar	Agent de texture	Bio	Peu ou pas toxique
E410	Farine de graines de caroube	Agent de texture	Bio	Peu ou pas toxique
E412	Gomme guar	Agent de texture	Bio	Douteux

Code UE	Nom	Catégorie	Bio	Dangerosité
E414	Gomme d'acacia ou gomme arabique	Agent de texture	Bio	Douteux
E440	Pectine	Agent de texture	Bio	Peu ou pas toxique
E445	Esters glycériques de résine de bois	Agent de texture	-	Respecter la DJA : 12,5
E470	Sels d'acides gras	Agent de texture, anti-agglomérat	-	Peu ou pas toxique
E481	Stéaroyl-2-lactylate de sodium	Agent de texture	-	Respecter la DJA : 20
E482	Stéaroyl-2-lactylate de calcium	Agent de texture	-	Respecter la DJA : 20
E483	Tartrate de stéaryle	Agent de texture, agent de traitement de la farine	-	Respecter la DJA : 20
E500	Carbonate de sodium	Acidifiant, correcteur d'acidité, poudre à lever, antiagglomérant	Bio	Peu ou pas toxique
E501	Carbonate de potassium	Acidifiant, correcteur d'acidité, poudre à lever, antiagglomérant	Bio	Peu ou pas toxique
E503	Carbonate d'ammonium	Acidifiant, correcteur d'acidité, poudre à lever, antiagglomérant	Bio	Peu ou pas toxique
E504	Carbonate de magnésium	Acidifiant, correcteur d'acidité, poudre à lever, antiagglomérant	Bio	Peu ou pas toxique
E530	Oxyde de magnésium	Antiagglomérant	-	Peu ou pas toxique
E551	Dioxyde de silicium	Antiagglomérant	Bio	Douteux
E570	Acides gras	Agent d'enrobage	-	Peu ou pas toxique

ÉDITIONS
MOSAÏQUE-SANTÉ

Dans la même collection : « Vérités »

Faut bien mourir de quelque chose ! Mais on peut aussi décider de vivre longtemps et en bonne santé *Michel Tixier*

Les clés de l'alimentation santé - L'essentiel à savoir dans votre cas *Dr Michel Lallement*

Les compléments alimentaires à l'épreuve de la science *Didier Le Bail*

Autisme : un nouveau regard *Dr Corinne Skorupka – Dr Lorène Amet*

Spasmophiles ? Libérez vos émotions ! *Dr Jean Dupire*

Quelle contraception choisir ? *Fabienne Beguerie*

Bien manger sans cuisiner *Virginie Parée*

Mais pourquoi personne ne nous le dit ? L'alimentation santé des ados *Virginie Parée*

Recettes faciles et gourmandes à l'huile de coco *Didier et Évelyne Le Bail*

Les 3 Clés de la santé *Dr Michel Lallement*

L'alimentation santé en pratique *Virginie Parée*

L'alimentation santé : les recettes ! *Virginie Parée – Jean-François Séité*

Et si vous manquiez de vitamine D ? *Didier Le Bail*

Les clés de l'alimentation santé *Dr Michel Lallement*

Ordre et désordres *Sylvie Simon*

Produits chimiques : l'overdose – Et si vous étiez MCS ? *Célestine Delorghon*

Poids : mode d'emploi *Dr Sylvain Chédru*

Dépression : le mensonge des antidépresseurs *Pr Irving Kirsch*

Demandez notre catalogue

Pour recevoir notre catalogue au format PDF, écrivez-nous par mail :

editions@mosaique-sante.com

ou flashez ce code :

Pour recevoir le catalogue par la poste, envoyez-nous vos coordonnées à :

Éditions Mosaïque-Santé

CS 80203 - 77520 Donnemarie-Dontilly

☐ Madame ☐ Monsieur

Prénom..

Nom..

Adresse..

....Code postal...................................

Ville..

Date de naissance . . / . . / . . . .

Email..

☐ Je m'inscris à la newsletter des Éditions Mosaïque-santé

Livre lu : *Les additifs alimentaires* de Philippe Chavanne

Vous pouvez consulter l'intégralité de notre catalogue sur notre site :

www.mosaique-sante.com

et acheter les livres qui vous intéressent.